Klevers Kompass

Kalorien & Fette

KATRIN KLEVER-SCHUBERT
ALEXANDRA ENDRES

Ein Wort zuvor

GESUND UND SCHLANK BLEIBEN! Mit dem **Kompass Kalorien & Fette** ist es kein Problem, Kalorien zu sparen und schlank zu bleiben. Auf einen Blick erfahren Sie, welche Lebensmittel »Kalorienbomben« sind und welche sehr viel Fett enthalten. Im **Kompass Kalorien & Fette** sind mehr als 4500 Lebensmittel übersichtlich gegliedert aufgelistet. Das umfassende Nachschlagewerk ist mit mehr als drei Millionen verkauften Exemplaren ein Bestseller, der auch Ihnen helfen wird, gezielt Kalorien bzw. Fette einzusparen.

PRAKTISCH UND KOMPAKT! Kalorienbewusstsein beginnt schon beim Einkauf. Also nehmen Sie den Kompass einfach mit, wenn Sie Lebensmittel einkaufen. Oder hätten Sie gewusst, dass zum Beispiel Sahnequark mehr als doppelt so viele Kalorien und einen fast 40-mal höheren Fettgehalt hat als Magerquark? Auch beim Kochen und Zubereiten von Gerichten lässt sich eine Menge Fett einsparen. Ein Beispiel: Der Esslöffel Öl für die Salatsauce hat mehr Kalorien als die ganze Schüssel Blattsalat. Deshalb lautet die Devise: Kalorien- und fettreiche Lebensmittel sofort erkennen, egal ob beim Einkaufen, im Restaurant oder zu Hause!

INFORMATIV UND AKTUELL! Wie viele Kalorien brauche ich am Tag? Wie viel Energie wird beim Sport verbrannt? Was ist eine vernünftige, gesunde Ernährung? Welches ist mein optimales Gewicht? Die Antworten liefern Ihnen die einleitenden Kapitel. Dort finden Sie Ernährungstipps, die auf dem aktuellen Stand der Wissenschaft sind. Außerdem wurden die neuesten Richtwerte der DGE (Deutsche Gesellschaft für Ernährung) für die tägliche Energiezufuhr berücksichtigt.

So helfen Ihnen die Tabellen

In dieser Ausgabe finden Sie die aktuellsten Kalorien- und Fettwerte ausgewählter Nahrungsmittel und Getränke.

Die Tabellen umfassen:
- Grundnahrungsmittel
- Diät-Produkte
- Bio-Produkte
- exotische Früchte und Gemüse
- neueste Produkte der Lebensmittelindustrie
- alkoholische und alkoholfreie Getränke

Die insgesamt über 4500 Kalorien- und Fettwerte sind in **zwei großen Tabellen** zusammengestellt:
- Nahrungsmittel und Getränke von A bis Z (Seite 22–113)
- Essen außer Haus (Seite 114–126)

TIPP

In anderen Kalorien- und Fett-Tabellen werden Sie vielleicht abweichende Werte finden. Das kann an unterschiedlichen Untersuchungsmethoden oder leicht abweichenden Rezepturen, beispielsweise für Fertigprodukte, liegen. Kein Problem, denn groß sind die Unterschiede kaum. Aber verwenden Sie möglichst nur eine Tabelle.

So finden Sie sich in den Tabellen zurecht

Um Ihnen den Umgang mit den Tabellen zu erleichtern, sind alle Begriffe alphabetisch geordnet beziehungsweise in Sachgruppen eingeteilt.

Manche Produkte der Lebensmittelindustrie wie Hanuta, Gustin und Obstgarten sind unter der jeweiligen Produktbezeichnung zu finden.
Falls Sie das eine oder andere Nahrungsmittel nicht finden, können Sie den Wert vergleichbarer Lebensmittel oder Gerichte einsetzen.

BEISPIEL BONBONS

Der Energiewert von Bonbons entspricht dem von Zucker. Rechnen Sie einfach auf die gewünschte Menge um.

Gibt es mehrere ähnliche Produkte, sind bei Kalorien und Fett Durchschnittswerte (i. D.) angegeben.
Finden Sie innerhalb der Spalte »Fett (g)« keinen konkreten Wert, sondern ein »+«, so bedeutet dies, dass Fett in diesem Nahrungsmittel und bei der angegebenen Portionsgröße nur in Spuren vorhanden ist.

Wenn es zwischen dem **Kompass Kalorien & Fette** und anderen Nährwerttabellen bei einigen Produkten zu Zahlenschwankungen kommt, kann dies an der unterschiedlichen Herkunft der Nahrungsmittel liegen.
In der Tabelle sind auch Bezeichnungen für Lebensmittel enthalten, die in Österreich und der Schweiz gebräuchlich sind oder sich in den deutschen Landstrichen unterscheiden. So finden Sie in der Tabelle sowohl Tomaten als auch Paradeiser.
Wenn nicht anders angegeben, beziehen sich die Werte bei Tiefkühl- und Fertiggerichten auf das nicht zubereitete Produkt.

INFO

Wenn von Kalorien die Rede ist, sind immer Kilokalorien (kcal) gemeint. So ist es im allgemeinen Sprachgebrauch üblich.

Mit diesen Mengen und Portionen können Sie rechnen

Für jedes Lebensmittel und jedes Getränk sind exakte Mengen ausgewiesen; nur so ist eine genaue Kalorien- und Fettberechnung möglich.

INFO

Sind keine Mengen angegeben, beziehen sich die Werte auf 100 Gramm essbaren Anteil des Lebensmittels. Das bedeutet bei Gemüse geputzt, bei Fleisch ohne Knochen, bei Fisch ohne Gräten.

Um Ihnen umständliches Rechnen zu ersparen, sind bei einigen Zutaten wie Öl, Fett, Soßen und Marmelade Angaben für Teelöffel und Esslöffel sowie bei einigen Lebensmitteln, zum Beispiel Brot, Wurstwaren und Schokolade, Angaben für Scheibe oder Stück gemacht.

TIPP

Eine Übersicht der gebräuchlichsten Maße und der verwendeten Abkürzungen finden Sie auf einen Blick auf der vorderen Umschlaginnenseite.

Bei **Getränken** sind übliche Trinkmengen in Litern, Zentilitern oder Millilitern angegeben. Der eine oder andere Cocktail oder Likör enthält auch Fett. Falls keine genauen Werte vorliegen, finden Sie an der betreffenden Stelle ein »*« – orientieren Sie sich dann am Kaloriengehalt.
Bei allen **Tiefkühlgerichten (TK)** mit der Packungsangabe »2 bis 3 Portionen« sind zwei Portionen berechnet worden, weil das realistischer ist. Häufig finden Sie auch die Grammangabe.

Bei **Kuchenmehlen** und fertigen **Backmischungen** (BM) ist immer ein Stück des nach Anweisung zubereiteten Kuchens berechnet.
Bei **Desserts** (Puddings, Cremes, Götterspeisen und ähnlichen Produkten) bezieht sich die Nährwertangabe auf den Packungsinhalt, geteilt durch die auf der Packung angegebene Anzahl der Portionen.

Wie viele Kalorien brauchen Sie täglich?

Jeder Mensch braucht Energie zum Leben – ob zum Atmen, zum Laufen oder zum Arbeiten. Unsere Nahrung dient dabei als Energielieferant. Der Stoffwechsel unseres Körpers kann aus den einzelnen Bestandteilen der Nahrung wie in einem kleinen Kraftwerk Energie gewinnen und beispielsweise in Wärme umwandeln, damit unsere Körpertemperatur konstant bei 37 °C liegt. Außerdem liefert die Nahrung den nötigen »Brennstoff« für unsere Nervenzellen, damit diese einwandfrei funktionieren.

WAS IST EINE KALORIE?

Wie viel Energie (Brennwert) in einem Nahrungsmittel steckt, kann gemessen und berechnet werden. Die Maßeinheit dafür ist die **Kilokalorie** (kcal) bzw. das **Kilojoule** (kJ). 1 kcal entspricht der Energiemenge, die nötig ist, um 1 Liter Wasser um 1 °C zu erwärmen. Da meist mit Kalorien gerechnet wird, wurde in den Tabellen auf Jouleangaben verzichtet. Wer dennoch die Kilojoule bestimmen möchte, multipliziert einfach die Kilokalorien-Angabe mit 4,184. Vereinfacht gilt: 1 kcal = 4 kJ.

Die wichtigsten Energielieferanten

Die drei Grundnährstoffe Kohlenhydrate, Eiweiß (auch Proteine genannt) und Fett haben im Körper unterschiedliche Funktionen. **Kohlenhydrate** liefern schnell verfügbare Energie. Es gibt zwei Formen: Einfachzucker und Mehrfachzucker. Einfachzucker wie der klassische Haushaltszucker wird sehr schnell aufgenommen. Die Stärke (Mehrfachzucker), z. B. in Vollkornprodukten enthalten, gelangt langsamer ins Blut und liefert meist zusätzlich wertvolle Ballaststoffe. **Eiweiß** besteht aus 20 Aminosäuren, von denen acht lebensnotwendig sind. Diese müssen mit der Nahrung zugeführt werden, da sie vom Körper nicht aufgebaut werden können. **Fett** ist notwendig für die Aufnahme der fettlöslichen Vitamine A, D, E und K und versorgt den Körper mit den unentbehrlichen einfach und mehrfach ungesättigten Fettsäuren. Werden die Grundnährstoffe im Stoffwechsel verbrannt, liefern sie unterschiedliche Mengen an Energie (Brennwert). Die folgende Tabelle zeigt, welche Funktionen die Grundnährstoffe hauptsächlich im Körper erfüllen und wie viele Kalorien pro Gramm enthalten sind.

Nährstoff	Wichtigste Funktionen im Körper	Energie pro Gramm
Kohlenhydrate	Energielieferant	4 kcal
Eiweiß (Proteine)	Grundbaustein für Zellen von Muskeln, Sehnen, Knorpeln, Hormonen und Enzymen	4 kcal
Fett	Energielieferant und -speicher; Körperbaustoff; Wärmeisolator; Träger fettlöslicher Vitamine; Ausgangssubstanz weiterer biologischer Verbindungen	9 kcal

Warum machen zu viele Kalorien dick?

Unser Körper kann überflüssige Energie nicht einfach wieder ausscheiden wie etwa Wasser. Essen wir also mehr, als wir für Atmung, Muskelbewegungen oder Zellbaustoffe benötigen, wandelt unser Körper dieses Zuviel in Körperfett um. Diese Fettpölsterchen sind von der Natur als Energiespeicher für Notzeiten eingerichtet worden. Doch bei unserer heutigen Lebensweise machen uns zu viele Kalorien dick und auf lange Sicht auch krank.

WICHTIG

Fett sinnvoll sparen lohnt! Entscheidend für die Entstehung von Übergewicht ist die Gesamtmenge der aufgenommenen Nahrungsenergie – also Kohlenhydrate, Eiweiß und Fett zusammen. Da der Brennwert von Fett mit 9 kcal pro Gramm mehr als doppelt so hoch ist wie der von Kohlenhydraten oder Eiweiß (4 kcal), können durch die Reduzierung des Fettanteils die meisten Kalorien eingespart werden.

Vorsicht Alkohol: Zu viel Alkohol ist nicht nur ungesund, er ist auch verantwortlich für so manchen »Bierbauch«. Der Grund: Mit rund 7 kcal pro Gramm hat Alkohol mehr Energie als Kohlenhydrate oder Eiweiß.

Der tägliche Energiebedarf

Der tägliche Kalorien- beziehungsweise Energiebedarf eines Menschen setzt sich aus Grundumsatz, Arbeitsumsatz und der erhöhten Wärmeproduktion im Körper nach der Verdauung bestimmter Lebensmittel zusammen.

1. Der **Grundumsatz** ist die Energiemenge, mit der das Leben in Ruhestellung erhalten wird. Er ist abhängig von Alter, Geschlecht, Gewicht, Größe und dem Anteil des Fettgewe-

bes an der Körpermasse. Männer haben weniger Fettgewebe als Frauen und damit einen höheren Grundumsatz. Im Laufe des Lebens verringert sich der Grundumsatz, sodass wir mit dem Alter auf ganz natürliche Weise das eine oder andere Gramm Fett zunehmen. Ältere Menschen haben aus diesem Grund einen geringeren Grundumsatz als jüngere.

BEISPIELE FÜR DEN GRUNDUMSATZ

Frau	20 Jahre alt, 60 kg schwer: 1390 kcal/Tag
Frau	65 Jahre alt, 55 kg schwer: 1170 kcal/Tag
Mann	20 Jahre alt, 74 kg schwer: 1820 kcal/Tag
Mann	65 Jahre alt, 68 kg schwer: 1410 kcal/Tag

2. Der **Arbeitsumsatz** ist die Energiemenge, die der Körper für jede Form von Betätigung braucht. Wer im Beruf oder in der Freizeit körperlich aktiv ist, also seine Muskeln einsetzt, hat einen höheren Arbeitsumsatz als jemand, der tagsüber am Schreibtisch sitzt und es sich abends vor dem Fernseher gemütlich macht. Die Zusammenstellung auf Seite 13/14 zeigt Ihnen, wie viel zusätzliche Energie Sie für bestimmte Tätigkeiten aufbringen müssen.

3. Durch die **erhöhte Wärmeproduktion** nach der Verdauung geht dem Körper ein Teil des Nahrungsbrennwerts verloren: Die aus der Nahrung gewonnene Energie muss im Körper transportiert und gespeichert werden. Dabei entsteht Wärme, also Energie, die der Körper nicht für den Stoffwechsel oder die Muskelarbeit verwenden kann. Dieser Verlust beträgt aber nur 8 bis 10 Prozent der zugeführten Energie und ist von eher geringer Bedeutung.

Alle drei Werte zusammen ergeben den persönlichen Gesamtenergiebedarf. Wie hoch dieser im Einzelfall ist, hängt nicht nur von Alter, Geschlecht, Größe, Gewicht usw. ab, sondern vor allem auch von der körperlichen Aktivität (dem Arbeitsumsatz). Wie viel Energie sollte man also am Tag zu sich nehmen? Die Tabelle auf Seite 12 zeigt Ihnen die Richtwerte – je nach der durchschnittlichen körperlichen Aktivität in verschiedenen Berufen.

WICHTIG

Diese Werte gelten für Personen mit einem normalen Gewicht (siehe BMI Seite 15). Bei Über- oder Untergewicht sollte man entsprechend weniger oder mehr Energie zu sich nehmen. Durch regelmäßiges Wiegen kann hier der tatsächliche, genaue Energiebedarf festgestellt werden.

Richtwerte für die durchschnittliche Energiezufuhr

Für männliche (m) und weibliche (w) Personen mit Normalgewicht und entsprechender körperlicher Aktivität gelten die Richtwerte, die in der Tabelle auf der folgenden Seite zusammengefasst sind. Dabei wird unterschieden nach der überwiegenden Tätigkeit im Berufsalltag und in der Freizeit, da diese Einfluss auf den Energiebedarf hat.

Sportler und körperlich schwer Arbeitende brauchen mehr Energie

Wer 4- oder 5-mal die Woche 30 bis 60 Minuten Sport macht, darf je nach Alter und Geschlecht täglich 350 bis 550 kcal mehr aufnehmen. Bei weniger Sport ist ein Plus an Energie meist nicht notwendig.
Ein Mann mit einem körperlich anstrengenden Beruf benötigt etwa 3500 kcal am Tag, würde er dagegen nur am Computer sitzen, reichten ungefähr 2400 kcal.

Altersgruppe	kcal/Tag		kJ/Tag	
	m	w	m	w
Säuglinge und Kinder mit mittlerer körperlicher Aktivität				
Säuglinge				
0–3 Monate	500	450	2000	1900
4–12 Monate	700	700	3000	2900
Kinder				
1–3 Jahre	1100	1000	4700	4400
4–6 Jahre	1500	1400	6400	5800
7–9 Jahre	1900	1700	7900	7100
10–12 Jahre	2300	2000	9400	8500
13–14 Jahre	2700	2200	11200	9400
Jugendliche und Erwachsene mit ausschließlich sitzender Arbeit (Büroangestellte, Feinmechaniker) und wenig oder keiner anstrengenden Freizeitaktivität				
15–18 Jahre	2500	2000	10600	8500
19–24 Jahre	2500	1900	10600	8100
25–50 Jahre	2400	1900	10200	7800
51–64 Jahre	2200	1800	9200	7400
65 Jahre und älter	2000	1600	8300	6900
Jugendliche und Erwachsene mit überwiegend gehender und stehender Arbeit (Verkäufer, Handwerker, Hausfrauen)				
15–18 Jahre	3300	2600	13700	11000
19–24 Jahre	3300	2500	13700	10400
25–50 Jahre	3100	2400	13100	10100
51–64 Jahre	2800	2300	11900	9500
65 Jahre und älter	2500	2100	10600	8800
Zuschläge für Schwangere und Stillende				
Schwangere	+225		+1100	
Stillende bis einschl. 4. Monat	+635		+2700	

Quelle: Referenzwerte für die Nährstoffzufuhr, Deutsche Gesellschaft für Ernährung, DGE (2008)

So viele Kalorien verbrauchen Sie bei verschiedenen Tätigkeiten

Die Tabelle zeigt Ihnen, wie viele Kalorien Ihr Körper bei verschiedenen Tätigkeiten verbraucht – es muss aber gar nicht immer Sport sein, man kann auch mit den Kindern im Garten toben. Wir haben Ihnen vier Energieverbrauch-Blöcke zusammengestellt und exemplarisch Tätigkeiten aufgeführt, damit Sie sehen können, wie viele Kalorien man bei leichten oder sehr anstrengenden Bewegungen verbraucht. Die Durchschnittswerte beziehen sich jeweils auf einen Zeitraum von 15 Minuten. Je nachdem, wie intensiv Sie sich bewegen, können sich die angegebenen Werte verändern. So ist beispielsweise Ihr Kalorienverbrauch höher, wenn Sie schneller als 15 km/h Rad fahren. Zudem beeinflusst das Körpergewicht den Energieverbrauch, d.h. wer schwerer ist, verbraucht bei gleichen Tätigkeiten automatisch mehr Energie. Den Vergleich sehen Sie in der Tabelle.

Tätigkeiten	Kalorienverbrauch in 15 Min. bei 65 kg Körpergewicht	Kalorienverbrauch in 15 Min. bei 85 kg Körpergewicht
Einfache Tätigkeiten		
Liegen Sitzen Ruhig stehen	<35	<45
Leichte Hausarbeiten (z.B. Blumen gießen, Bügeln) Spazieren gehen Stretching	35–49	45–64
Tätigkeiten mit niedrigem Energieaufwand		
Wohnung putzen (z.B. Staubsaugen, Fenster putzen) Gymnastik Standardtanz tanzen Volleyball spielen	50–64	65–84
Leichte Gartenarbeit Tischtennis spielen Trampolin springen	65–80	85–104

Tätigkeiten	Kalorienverbrauch in 15 Min. bei 65 kg Körpergewicht	Kalorienverbrauch in 15 Min. bei 85 kg Körpergewicht
Lateinamerikanisch tanzen Golf spielen Badminton spielen Ski fahren alpin Fahrrad fahren (15 km/h)	81–99	105–129
Mittelschwere Tätigkeiten		
Aerobic Tennis spielen Rasen mähen Reiten (Trab)	100–114	130–149
Bergwandern Nordic Walking Treppen steigen Fußball spielen	115–129	150–169
Joggen (9 km/h) Stepaerobic Basketball spielen Mountainbike fahren	130–144	170–189
Anstrengende Tätigkeiten mit hohem Energieaufwand		
Skilanglauf (10 km/h) Fahrrad fahren (25 km/h) Brustschwimmen Seilspringen (moderat)	145–169	190–219
Klettern Inlineskaten Kraulschwimmen (schnell) Joggen (11 km/h)	170–199	220–259
Squash spielen Skilanglauf (>12 km/h) Fahrrad fahren (Heimtrainer, 250 Watt)	200–229	260–299
Radrennen fahren (>32 km/h) Treppen steigen (schnell) Joggen (14 km/h)	230–264	300–344
Joggen (>16 km/h) Holz hacken (schnell) Skilanglauf (starke Steigung, schnell)	265–300	345–390

Welches ist Ihr optimales Gewicht?

Diese Frage kann man kaum allgemein verbindlich beantworten, denn das Körpergewicht ist von vielen Faktoren abhängig. Der Körperbau und die Körperzusammensetzung, etwa der Muskel- und der Fettanteil, spielen hier eine wichtige Rolle und diese sind bei jedem Menschen unterschiedlich ausgeprägt. Trotzdem gibt es Richtwerte, mit denen man sein eigenes Gewicht beurteilen kann. Der Body-Mass-Index (BMI) wird nach wie vor am häufigsten verwendet.

Body-Mass-Index (BMI)

Wie steht es mit Ihrem Gewicht? Diese Frage beantwortet Ihnen der Wert, den Sie mit der Formel des Body-Mass-Index (übersetzt etwa Körper-Masse-Index) ausrechnen können. Teilen Sie einfach Ihr Gewicht durch Ihre Körpergröße zum Quadrat.

WICHTIG

$$\text{BMI} = \frac{\text{Körpergewicht in kg}}{(\text{Körpergröße in m})^2}$$

Beispiel: Eine Frau wiegt 62 kg und ist 1,67 Meter groß. Ihr BMI beträgt etwa 22.

$$\text{BMI} = \frac{62}{(1{,}67 \times 1{,}67)} = 22{,}2$$

Dieser Wert sagt aus, dass die Frau normalgewichtig ist, wie die folgende Übersicht zeigt.

Was sagt der BMI aus?

Die folgende Tabelle gibt Ihnen einen Anhaltspunkt, wie es um Ihr Gewicht steht – je nach Ihrem persönlichen BMI. Hier sehen Sie, ob Ihr Gewicht im Normalbereich liegt oder ob Sie lieber ein paar Pfunde abnehmen sollten.

Gewichtsklasse	BMI für Männer	BMI für Frauen
Untergewicht	unter 20	unter 19
Normalgewicht	20–25	19–24
Leichtes Übergewicht	25–30	24–30
Fettsucht	30–40	30–40
Extreme Fettsucht	über 40	über 40

Untergewicht – etwas mehr darf's sein

Auch wenn Sie nicht das Gefühl haben, zu dünn zu sein, sollten Sie versuchen, ein wenig zuzunehmen. Denn nicht nur ein Zuviel, sondern auch ein Zuwenig auf der Waage kann durchaus gesundheitliche Gefahren bergen.

Normalgewicht – alles im grünen Bereich

Herzlichen Glückwunsch, wenn Ihr BMI im Bereich des Normalgewichts liegt. Sie müssen sich um Ihr Gewicht keine großen Gedanken machen. Essen Sie weiterhin abwechslungsreich und achten Sie auf genügend körperliche Aktivität.

Leichtes Übergewicht – eigentlich kein Problem

Wenn Sie leichtes Übergewicht haben (BMI 24–30 für Frauen; BMI 25–30 für Männer), ansonsten aber gesund sind, sich in Ihrem Körper wohlfühlen und mit Ihrer

Figur zufrieden sind, dann besteht aus medizinischer Sicht kein Grund abzunehmen. Und bedenken Sie: Übergewicht ist zu einem großen Teil Veranlagung, die einem in die Wiege gelegt wird, so dass nicht nur falsche Ernährungsgewohnheiten dafür verantwortlich sind. Dazu kommt, dass das Körpergewicht im Alter von Haus aus leicht ansteigt. Ein ganz natürlicher Vorgang: Die Muskelmasse nimmt ab, die Menge des Fettgewebes leicht zu.

W WICHTIG

Vererbung sollten Sie aber nicht als Entschuldigung für maßloses Essen nehmen. Mit körperlicher Aktivität und sinnvoller Nahrungsmittelauswahl ist es leicht möglich, ein paar Pfunde zu verlieren.

Leichtes Übergewicht – hier sollten Sie abnehmen

Falls bei Ihnen eine Krankheit wie zum Beispiel Diabetes, Bluthochdruck oder eine Fettstoffwechselstörung vorliegt oder Sie aus familiären Gründen für eine dieser Krankheiten vorbelastet sind, ist es ratsam, das Gewicht zu reduzieren. Leichtes Übergewicht kann in diesen Fällen Ihre Gesundheit gefährden, mögliche Folgen können Herz-Kreislauf-Beschwerden, Arterienverkalkung, Herzinfarkt oder Schlaganfall sein. Bei leichtem Übergewicht genügt es in der Regel, ein paar Gewohnheiten zu ändern, zum Beispiel auf die Chips vor dem Fernseher zu verzichten.

T TIPP

Bestimmen Sie im Zweifelsfall zusammen mit Ihrem Arzt das Gewicht, das Sie entweder halten oder erreichen sollten, damit Sie gesund bleiben und sich wohlfühlen.

Fettsucht – Abnehmen dringend erforderlich

Bei einem BMI über 30 sollten Sie unbedingt einen Arzt aufsuchen. Um gesundheitliche Probleme zu vermeiden, ist es notwendig, das Gewicht in den Griff zu bekommen – und dazu ist professionelle Hilfe erforderlich.

So essen Sie gesund

Vielseitig, aber nicht zu viel

So lautet die einfache Grundregel für eine gesunde Ernährung, das heißt:

- Die Grundnährstoffe Kohlenhydrate, Eiweiß und Fett sollten Sie in einem ausgewogenen Verhältnis zu sich nehmen.
- Essen Sie so abwechslungsreich wie möglich, dann stimmt die Versorgung mit Ballaststoffen, Mineralstoffen, Vitaminen und sonstigen Vitalstoffen.
- Essen Sie gerade so viel, dass Sie Ihr Normalgewicht halten.

Die Grundnährstoffe im harmonischen Verhältnis

Kohlenhydrate (50–55 % der Gesamtkalorien)

Essen Sie reichlich frisches Obst und Gemüse (am besten fünf Portionen am Tag), Kartoffeln, Hülsenfrüchte, Getreideflocken, Reis, Brot und Nudeln, um Ihren Kohlenhydratbedarf zu decken.

Ballaststoffe zählen ebenfalls zu den Kohlenhydraten. Vor allem Vollkornprodukte wie Brot, Nudeln und Reis enthalten viele Ballaststoffe, die für einen reibungslosen Stuhlgang, einen gesunden Darm und normale Blutfettwerte sorgen. Da sie gut sättigen, helfen sie zudem beim Kaloriensparen.

Eiweiß (10–15 % der Gesamtkalorien)

Essen Sie zwei Drittel pflanzliches Eiweiß, zum Beispiel Linsen, Haferflocken, Vollkornbrot, Kartoffeln, Reis, und ein Drittel tierisches Eiweiß, wie Fleisch, Fisch, Milch, Käse, Eier. Empfehlenswert ist die Kombination, zum Beispiel Kartoffeln mit Ei. Greifen Sie bei tierischen Produkten am besten zu den fettarmen Varianten, um weniger gesättigte Fettsäuren und Cholesterin aufzunehmen.

Fett (nicht mehr als 30 % der Gesamtkalorien)

Fetthaltige Lebensmittel schnell gefunden: In der Tabelle sind alle Lebensmittel mit einem Fettgehalt über der 30-Prozent-Grenze mit »F« gekennzeichnet.

Vorsicht vor versteckten Fetten in fetten Käsesorten, Fleisch- und Wurstwaren sowie Soßen, Cremes, Torten, Gebäck und Süßigkeiten!

»Light« ist nicht immer kalorienarm! Diese Produkte sind zwar im Fettgehalt herabgesetzt, was aber nicht automatisch heißt, dass sie weniger Kalorien haben. Ein Blick auf das Etikett hilft hier weiter. Bevorzugen Sie stattdessen Produkte, die von Natur aus leicht sind, zum Beispiel Getreide, Kartoffeln, Obst, Gemüse und fettarme Milchprodukte, und bereiten Sie diese zu Hause möglichst fettarm zu. Paniertes und Frittiertes sollten nur selten auf den Teller kommen.

Essen Sie von morgens bis abends bewusst

Das Frühstück: Hier eignen sich Müsli, Obst, Vollkornbrot mit etwas Quark, Käse oder Wurst. Frühstücksmuffel sollten nicht bis mittags nüchtern bleiben, sondern sich eine leichte Zwischenmahlzeit gönnen.
Zwischenmahlzeiten sind besonders sinnvoll, wenn dabei vor allem Obst oder Milchprodukte wie Joghurt oder Quark gegessen werden. So werden Leistungsabfall und das Aufkommen von Heißhunger, bei dem man meist sehr unkontrolliert isst, verhindert. Aber Vorsicht: Sie sollten trotzdem über den Tag verteilt nicht mehr essen, als Sie an Energie benötigen. Und wer bei jeder Mahlzeit dazu neigt, mehr zu essen als nötig, sollte sich lieber konsequent an die drei Hauptmahlzeiten halten.
Das Abendessen sollte eher leicht und nicht zu üppig sein, weil abends die Verdauung herabgesetzt ist. Rohkost und Salate bei Verdauungsproblemen lieber mittags verzehren und abends stattdessen gedünstetes Gemüse essen.

DARAUF SOLLTEN SIE ACHTEN

- Gedankenloses In-sich-Hineinstopfen von Knabberzeug und Süßigkeiten (zum Beispiel beim Fernsehen) sollten Sie unbedingt vermeiden.
- Essen Sie immer bewusst und achten Sie stets darauf, dass auf Ihrem Speisezettel möglichst oft frischer Salat sowie knackiges Gemüse und Obst stehen – nicht nur zu Hause, sondern auch im Restaurant.
- Informieren Sie sich über den Energiewert Ihrer Nahrung mithilfe von Klevers Kompass Kalorien & Fette. Wer bewusst isst, kann besser genießen und weiß, wann sein Körper genug hat.
- Bevorzugen Sie die fettsparenden Zubereitungsarten Dämpfen, Dünsten, Grillen und Kochen und braten Sie nur gelegentlich in einer beschichteten Pfanne mit wenig Fett.

Maße/Zeichenerklärungen

Gebräuchliche Maße

1 Liter (l)	= 100 cl = 1000 ml = 1 kg
0,1 l	= 10 cl = 100 ml = 100 g
1 TL = 1 Teelöffel	= ca. 5 g Flüssigkeit = 5–10 g fester Stoff
1 EL = 1 Esslöffel	= 10–15 g Flüssigkeit = 10 – 20 g fester Stoff
2 TL = 1 EL	
1 Suppenteller	= 250 ml = 16 EL
1 Maß-Tasse	= 125 ml = 8 EL
1 Tasse bis zum Rand gefüllt	= 150 ml
1 Schnapsglas	= 2 cl
1 Cocktailglas = 1 Südweinglas	= 5 cl
1 Sektglas	= 0,1 l = 10 cl = 100 ml
1 Mineralwasser- oder Obstsaftglas	= 0,2 l
0,25 l Soße, Beutel oder hausgemacht	= 250 ml

Häufig verwendete Lebensmittel

Dickflüssiges wie Crème fraîche oder Ketchup	1 EL = 25 g
Getreide, ganz	1 EL = 20 g
Kokosraspeln, gehackte Nüsse	1 EL = 10 g
Konfitüre	1 EL = 10 g
Leinsaat, Sesam, Sonnenblumenkerne	1 EL = 15 g
Mayonnaise	1 EL = 30 g
Öl	1 EL = 10 g
Relish oder Püree	1 EL = 40 g
Sahne	1 EL = 10 g

Die Mengenangaben für Tee- und Esslöffel beziehen sich immer auf gestrichene Löffel!

Brot, 1 Scheibe	= 40 g
Kastenkuchen oder Rodon	= 16 Stücke
Obstkuchen	= 12 Stücke
Puddingpulver, nach Anweisung zubereitet	= 4 Portionen = 0,5 l

Weitere Abkürzungen

TK	= tiefgekühlt
FP	= Fertigprodukt
BM	= Backmischungen und Kuchenmehle, nach Anweisung zubereitet
i. D.	= im Durchschnitt
s. a.	= siehe auch
Nw	= Nährwert
kcal	= Kilokalorie
St.	= Stück
Pkg.	= Packung
getr.	= getrocknet
E	= viel Eiweiß – bevorzugt essen
F	= viel Fett – vorsichtig essen
K	= viele Kohlenhydrate – überlegt essen
M	= viele Mineralstoffe – bevorzugt essen
V	= viele Vitamine – bevorzugt essen
B	= Ballaststoffe – gezielt essen
Port.	= Portion
+	= nur in Spuren vorhanden
*	= keine Angaben verfügbar

Nahrungsmittel und Getränke von A bis Z

Werte ohne zusätzlichen Hinweis beziehen sich auf 100 Gramm verzehrbaren Anteil.

Lebensmittel (verzehrbarer Anteil)	Kilokalorien kcal	Fett g	Nährwert
Aachener Pflümli Pflaumenmus, *Zentis*, 1 TL	21	+	K
Aachener Printen, 1 St., 20 g	86	4	K
Aal	281	24,5	F
Aal, geräuchert	329	28,6	F
Aal in Gelee, 1 Würfel	220	18	F
ABC, *Bahlsen*	391	1,1	K
ACE+F-Drink, *Müller*	29	<0,1	V
Acerola	16	0,2	V
Acerola C-1000, gesüßt, *Rabenhorst*	107	0,2	V
Acerolasaft pur, Bio, *Voelkel*	16	0,3	V
Aceto Balsamico bianco Basilico, Johann Lafer, *Hengstenberg*	121	*	K
Aceto Balsamico di Modena, *Hengstenberg*	104	*	K
Ackersalat	14	0,4	MV
Actimel Drink, 0,1 % Fett, *Danone*, i.D.	29	0,1	E
Actimel Drink, Erdbeere, *Danone*	73	1,2	K
Actimel Joghurt, *Danone*, 1 Becher	115	3,6	K
Activia, Müsli, *Danone*, 1 Becher	115	3,7	K

Lebensmittel (verzehrbarer Anteil)	Kilokalorien kcal	Fett g	Nährwert
Activia, natur, 0,1 % Fett, *Danone*, 1 Becher	58	0,1	K
Activia, Pfirsich-Maracuja, Diät, *Danone*, 1 Becher	82	3,6	BK
Activia Dörrfrüchte, Pflaume, *Danone*, 1 Becher	110	3,2	K
Activia Joghurtdrink, Erdbeer-Kiwi, *Danone*, 1 Port., 200 g	158	3,4	K
Afrika, Vollmilch, *Bahlsen*	525	30	FK
After Eight, *Nestlé*, 1 Täfelchen	25	3	K
After Eight Fine Sticks, *Nestlé*, 1 St.	23	1,4	FK
After Eight My Favourite, *Nestlé*, 1 St., i.D.	41	2,6	K
Agavendicksaft, Bio, *Alnatura*	304	<0,1	K
Ahornsirup, 1 EL	40	0	K
Ahornsirup, Grad A, *Granovita*, 1 EL	40	0	K
Aioli, *Nadler*	692	76	F
Aioli Sauce	201	20	F
Ajvar, feurig, *Kattus*	79	4,5	FK
Akee (Aki, Akipflaume)	218	20	V

Lebensmittel (verzehrbarer Anteil)	Kilokalorien kcal	Fett g	Nährwert
Akora, edelherb, *Bahlsen*	376	12	FK
Akora, Vollmilch, *Bahlsen*	375	11	FK
Aktivbrot, BM, *Aurora*	226	3,7	BK
Alaska-Seelachs in Orangen-Meerrettichsoße, TK, *Bofrost*	127	6,5	E
Alaska-Seelachsfilet, TK, *Eismann*	78	0,9	E
Alaska-Seelachsfilet in heller Kräutersauce, *Du darfst*	58	1	EK
Alaska-Seelachsscheiben, *Nadler*	286	8	E
Ale, engl. Bier, 0,2 l	82	0	
Alexander-Cocktail, 5 cl	133	5	
Algen, frisch	37	0,4	E
Alkoholfreies Bier, 0,33 l, i.D.	83	0	
Allgäuer Schmelzkäse, 45 % Fett i. Tr.	264	22,9	EF
Allgäuer Speisequark-Zubereitung, Magerstufe, *Ehrmann*	57	0,2	E
Allgäuer Speisequark-Zubereitung, 20 % Fett, *Ehrmann*	86	3,7	EF
Allgäutaler Viereckhartkäse, *Zott*	369	28,5	EF
Allgäutaler Viereckhartkäse, leicht, *Zott*	298	18	EF
Almighurt, Fantasia, *Ehrmann*, i.D.	97	2,8	K
Almighurt, Fruchtjoghurt, *Ehrmann*, i.D.	110	2,8	K
Almighurt Schoko, stichfest, *Ehrmann*	128	4	K

Lebensmittel (verzehrbarer Anteil)	Kilokalorien kcal	Fett g	Nährwert
Aloe-vera Sensitiv-Joghurt, Classic, *Emmi*	80	1,1	K
Altbier, 0,33 l	142	0	
Altbier, Diät, 0,33 l	135	0	
Altmeister Kräuter-Vollwürz-Essig, *Hengstenberg*	16	0	
Amaranth, Bio, *Alnatura*	365	8,8	EK
Amaranth, Bio, gepufft, *Alnatura*	365	8,8	EK
Amaranth-Crossinis, schwarze Olive, Bio, *Allos*	469	17,1	K
Amaranth-Crunchy pur, Knuspermüsli, Bio, *Allos*	418	12	K
Amaranth-Früchtemüsli, Bio, *Allos*	377	8,1	BK
Amaranth-Knäckebrot, Bio, *Allos*	323	2,1	BK
Amaranth-Riegel, Bio, *Alnatura*, 1 St.	100	3,5	EK
Amarettini Selection, Bio, *Alnatura*	446	21,6	FK
American Sandwich, *Lieken Urkorn*, 1 Scheibe	92	1,4	K
Americano, 8 cl	116	0	
American-Pancake-Teig in der Shakerflasche, FP, *Mondamin*, 1 Port.	81	1,2	EK
Amerikaner, *Kamps*, 1 St.	452	10,6	FK
Amicelli, *Masterfoods*, 1 St.	64	3,4	FK
Ammerländer Schinken, roh	190	12,6	F

Lebensmittel (verzehrbarer Anteil)	Kilo-kalorien kcal	Fett g	Nährwert
Ananas	55	0,2	V
Ananas, Glas, *Natreen*	36	0,1	K
Ananas, kandiert	263	0	K
Ananas Dessertstücke, Libbys Obstkonserven, *Nestlé*	63	‹0,1	K
Ananas in Scheiben, natursüß, Libbys Obstkonserven, *Nestlé*	62	‹0,1	K
Ananasbowle, 0,2 l	216	0	K
Ananaskompott	97	0,3	
Ananas-Kraut Mildessa, *Hengstenberg*	21	0,1	B
Ananassaft, gesüßt, Dose, 0,2 l	112	0,9	K
Ananassaft, ungesüßt, Dose, 0,2 l	94	0,9	V
Anchovisfilet, 1 St.	5	0,1	
Anchovispaste, 1 TL	20	0,1	
Anguilotti	209	24	F
Anisettelikör, 2 cl	75	0	
Anisplätzchen, 1 St.	20	0,3	K
Anisschnaps, 2 cl	41	0	
Anonen (Cherimoya)	63	0,3	V
Antipasti Artischocken	57	5,1	F
Antipasti getrocknete Tomaten	222	8,8	F
Apfel, 1 St., 150 g	81	0,9	V
Apfel, getr.	255	1,6	BK
Apfel, getr., 1 Ring, 10 g	26	0,2	BK
Apfel-Birnen-Schorle, Bio, *Krumbach*	25	0,1	K
Apfel-Blechkuchen, TK, Bio, *Coppenrath & Wiese*	257	14,8	FK
Apfel-Cassis Fruchtprickler, *Granini*	26	‹0,1	K
Apfelessig, Obstessig, *Hengstenberg*	18	0	
Apfelgelee, 1 TL	26	+	K
Apfel-Kirsch Mehrfrucht-Nektar, *Granini*	46	‹0,2	K
Apfel-Kirsche Naturelle, *Hohes C*	25	‹0,1	K
Apfel-Kirsch-Schorle, *Krumbach*	26	0,1	K
Apfelkompott mit Stücken, *Natreen*	32	0,1	K
Apfelkraut, Rheinisches	233	0	K
Apfelkraut, Rheinisches, 1 TL	23	0	K
Apfelkren, 1 EL	30	1,7	
Apfelkuchen, Alt-Böhmischer, TK, *Coppenrath & Wiese*	231	7,8	FK
Apfel-Mangosaft, *Voelkel*	51	0,2	V
Apfelmark, Bio, *Alnatura*	54	0,4	
Apfelmus, Glas, *Natreen*	46	0,1	
Apfelringe, getr., Bio, *Alnatura*	264	1,6	BK
Apfelrotkohl, Beutel, Bio, *Hengstenberg*	52	0,1	K
Apfelrotkohl, TK, *Eismann*	66	0,8	K
Apfelsaft, 0,2 l	96	+	K
Apfelsaft, naturtrüb, 0,2 l	92	0,2	K
Apfelsaftschorle, *Lift*, 0,2 l	46	+	K
Apfelschnaps, 2 cl	63	0	
Apfelsine	42	0,2	V
Apfelsine, 1 St., 150 g	63	0,3	V

Lebensmittel (verzehrbarer Anteil)	Kilo-kalorien kcal	Fett g	Nährwert
Apfelsinenschale, gerieben, 1 TL	2	0	
Apfelstrudel	230	12	K
Apfelwein, 0,25 l	113	0	
Appenzeller Käse, 50 % Fett i. Tr.	386	31,6	F
Appenzeller Käse, 50 % Fett i. Tr., 20 g	77	6,3	F
Apricot Brandy, 2 cl	61	0	
Aprikose	43	0,1	MV
Aprikose, 1 St., 50 g	22	<0,1	MV
Aprikose, getr.	240	0,5	BK
Aprikose, getr., 25 g	60	0,1	BK
Aprikose, Glas, *Natreen*	28	0,1	MV
Aprikose, kandiert	257	0	K
Aprikose halbe Frucht, Libbys Obstkonserven, *Nestlé*	68	<0,1	K
Aprikosenfruchtaufstrich, Diät, *Schneekoppe*	168	0,1	K
Aprikosengeist, 2 cl	50	0	
Aprikosenkompott, *Natreen*	48	0,1	K
Aprikosennektar	60	0,1	K
Aprikosensaft, *Granini*	55	<0,2	
Aprikosentorte mit Biskuit, 1 St.	237	12	FK
Aquavit, 43 %, 2 cl	48	0	
Aranca-Cremespeise, *Dr. Oetker*, 1 Port., i.D.	91	0,6	K
Ardennen-Schinken	264	10	EF
Armagnac, 40 %, 2 cl	44	0	
Aromat Universal, *Knorr*	170	4	EK
Aromen, *Dr. Oetker*, 1 Fläschchen, i.D.	11	1	F
Arrak, 38 %, 2 cl	46	0	
Arrak-Aroma, 1 Fläschchen	4	0	
Arrowroot (Pfeilwurzelmehl), 1 TL	17	0,1	K
Artischocke, 1 St., 200 g	44	0,2	V
Artischockenboden, Konserve	16	0	V
Artischockenherzen	21	0,6	V
Äsche	90	4	EF
Asia Chop Suey, *Maggi*, 1 Port.	290	13,5	K
Asia Nudel Snack, *Maggi*, 1 Port., i.D.	307	13,3	K
Asia Wok-Mix, TK, *Iglo*	39	0,5	K
Asia-Knusperente, TK, *Eismann*	173	12,5	EF
Asian Chili Sauce, *Develey*	218	1,2	K
Asia-Sauce süß-sauer, *Naturata*	120	0,4	K
Asiatische Kohlsuppe, mit Curry, *Erasco*	20	0,6	BK
Aspikpulver, 1 Pkg., 10 g	34	0,1	E
Assugrin, flüssig	0	0	
Asti Spumante	82	0	
Atemgold, zuckerfrei, *Storck*	235	0,1	K
Aubergine	17	0,2	M
Aubergine, 1 St., 250 g	43	0,5	M
Aufschnitt, Käse, *Du darfst*	269	17	EF
Aufschnittpastete, vegetarisch, mit Dinkel, Bio, *Tartex*	308	29,1	F
Auslese-Gebäckmischung, Diät, *Schneekoppe*	517	29	FK

Lebensmittel (verzehrbarer Anteil)	Kilokalorien kcal	Fett g	Nährwert
Austern, 6 St.	71	1,2	E
Austernpilz	11	0,2	E
Avocado, 1 St., 200 g	442	47	FV
Azora, *Bahlsen*	476	19	K
Baars d'Or, i.D.	345	43	F
Baby Ruth	270	20	F
Babybel Mini, 45 % Fett i. Tr., *Bel*, 1 St.	61	4,8	EF
Bacardi, 38 %, 2 cl	50	0	
Back-Camembert, *Alpenhain*, 1 Port.	326	22	F
Back-Emmentaler, *Alpenhain*, 1 Port.	372	24	F
Backerbsen, *Leimer*	519	31	FK
Back-Käse-Würfel Athena, *Alpenhain*, 1 Port.	308	20	F
Backoblaten, i.D.	360	2,5	K
Backobst, gemischt	244	0,7	BK
Backpflaumen	222	0,6	BK
Backpflaumen, 25 g	56	0,2	BK
Backpulver, 1 Pkg.	18	0	
Bacon	857	93	F
Bacon-Cheese-Nuggets, *Alpenhain*, 1 Port.	310	18	F
Bacon-Würfel, *Herta*	306	28	F
Baguette, 1 St., 150 g	585	1,7	K
Baguette Champignons, TK, *Dr. Oetker*, 1 Port.	280	12,5	FK
Baguette Gourmet Provence, TK, *Dr. Oetker*, 1 Port.	341	17	K
Baguette Salami, TK, *Dr. Oetker*, 1 Port.	293	13	FK
Baguettebrötchen, TK, *Coppenrath & Wiese*, 1 St.	182	0,4	K

Lebensmittel (verzehrbarer Anteil)	Kilokalorien kcal	Fett g	Nährwert
Baguettebrötchen, TK, *Eismann*, 1 St., 60 g	153	0,6	K
Baguettesalami, *Du darfst*	269	19	E
Baileys-Sahne-Schnitte, TK, *Coppenrath & Wiese*	284	16,8	FK
Baiser, 1 St., 25 g	91	0	K
Baked Beans, *Bonduelle*	74	0,4	BK
Balancebrot, BM, *Aurora*	224	2,7	BK
Balisto Schoko-Korn-Mix, *Masterfoods*, 1 St.	208	11,4	FK
Balisto Schoko-Müsli-Mix, *Masterfoods*, 1 St.	208	11,4	FK
Balkangemüse, Vivactiv, TK, *Iglo*	51	0,5	V
Balsamicogürkchen, *Hengstenberg*	46	0,2	BK
Bambussprossen	17	0,3	MV
Bami Goreng, TK, *Frosta*	103	2,9	K
Banane, 1 St., 150 g	141	0,3	K
Banane, getr.	326	0,8	BK
Bananenlikör, *Marie Brizard*, 2 cl	65	0	K
Bananenmilch, *Ramli*, 1 Pkg.	76	0,2	K
Barack Palinka, 40 %, 2 cl	50	0	
Barbecue Chips, *Kattus*	500	25	F
Barbecue-Sauce, *Kraft*	92	1,7	K
Bärenmarke leichter Traum, 3 % Fett	83	3	E
Bärenmarke, 10 % Fett	153	10	F

Lebensmittel (verzehrbarer Anteil)	Kilokalorien kcal	Fett g	Nährwert
Bärenpranken Lakritz, *Haribo*	332	0	K
Bärlauch-Cremesuppe, *Erasco*	44	2,8	F
Barsch	81	0,8	E
Basilico Keimöl, *Mazola*	820	91	FV
Basis-Müsli, Bio, *Alnatura*	353	9,9	K
Basler Leckerli, 1 St., 25 g	95	2,2	K
Basmatireis, Vollkorn, Bio, *Alnatura*	345	2,2	EK
Batate	108	0,6	BK
Batatenstärke	356	0	K
Batatenstärke, 1 TL	18	0	K
Batavia-Salat	12	0,2	V
Bauernbrot	212	1,1	BK
Bauernbrot, 1 Scheibe, 40 g	85	0,4	BK
Bauernbrot mit Teff, *3 Pauly*	204	1,8	K
Bauernfrühstück, das Klassische, FP, *Pfanni*, 1 Port.	292	20	FK
Bauernhandkäse, Bio, *Alnatura*	113	0,5	E
Bauernkruste, BM, *Aurora*	226	1	BK
Bauernpfanne, TK, *Iglo*	61	1,2	F
Bauernschmaus, TK, *Bofrost*	149	7,7	FK
Baumkuchenspitzen, zartbitter, *Tekrum*, 1 St.	40	2,3	FK
Baumnuss	666	62	FV
Baumtomate (Tamarillo)	56	0,8	V
Baumtomate (Tamarillo), 1 St., 80 g	45	0,6	V
Beach Cola, *Schöller*, 1 St.	110	0	K
Becel, Diät-Halbfettmargarine	360	40	F
Becel, Diät-Halbfettmargarine, 1 EL	36	4	F
Becel, Diät-Margarine, fettreduziert	540	60	F
Becel, Diät-Margarine, fettreduziert, 1 EL	54	6	F
Becel, Diät-Pflanzencreme	660	74	F
Becel, Diät-Pflanzencreme, 1 EL	66	7,4	F
Becel, Diät-Pflanzenfett	900	100	F
Becel, Diät-Pflanzenfett, 1 EL	90	10	F
Becel, Omega-3-Pflanzenöl	828	92	F
Becel, Omega-3-Pflanzenöl, 1 EL	83	9,2	F
Béchamel-Sauce, *Thomy*	185	17,6	F
Beefsteak-Hack	112	3	E
Beerenauslese, 0,25 l, i.D.	245	0	
Beißkohl	14	0,3	V
Bel Paese, Weichkäse, 60 % Fett i. Tr.	373	30,2	EF
Bel Paese, Weichkäse, 60 % Fett i. Tr., 20 g	75	6	EF
Belegkirschen, echte, *Schwartau*	314	0,1	K
Belfrutta Auslese Erdbeere, *Zentis*	224	0,2	K

Lebensmittel (verzehrbarer Anteil)	Kilokalorien kcal	Fett g	Nährwert
Belmanda Edel-Marzipan-Happen, *Zentis*	465	27	FK
Belmanda Edel-Marzipan-Riegel, *Zentis*	455	25,8	FK
Belmandel Mandel-Nougat-Creme, *Zentis*	551	33,6	FK
Belugalinsen, Bio, *Alnatura*	310	1,4	BE
Bénédictine-Likör, 40 %, 2 cl	50	0	
Bergkäse, 45 % Fett i. Tr., 20 g	77	6	F
Berliner Pfannkuchen, 1 St., ca. 65 g	304	11	FK
Berliner Weiße mit Schuss, 0,33 l	175	0	K
Bethmännchen, 1 St.	95	8	FK
Bickbeeren	37	0,6	BV
Bienenhonig	327	0	K
Bienenhonig, 1 TL	33	0	K
Bienenstich, Mandel-, TK, *Coppenrath & Wiese*	335	19,7	FK
Bier, alkoholfrei, 0,33 l, i.D.	83	0	
Bier, dunkel, 0,5 l, i.D.	185	0	
Bier, hell, 0,5 l, i.D.	235	0	
Bier, leicht, 0,5 l, i.D.	135	0	
Bierhefe, 1 EL	35	0,6	MV
Bierrettich, 1 St., 200 g	28	0,4	BV
Bierschinken, i.D.	169	11,4	F
Bierschinken, Puten-, *Höhenrainer*	156	10	EF
Bierwurst, i.D.	232	18,7	F
BiFi, 1 Pkg.	126	11	F
BiFi Roll, 1 Pkg.	230	16	F
Big Choc, TK, *Natreen*, 1 Port.	138	9,1	FK
Big Mandel, *Bofrost*, 1 St.	268	17,5	FK
Big Sandwich, *Schöller*, 1 St.	146	6,5	FK
Bighurt, 0,1 % Fett, *Onken*	48	0,1	EK
Bighurt, 1,5 % Fett, *Onken*	52	1,5	EK
Bighurt, 3,7 % Fett, *Onken*	69	3,7	F
Bighurt Pur, *Ehrmann*	71	3,5	EF
Bihun-Suppe, *Sonnen Bassermann*	33	1,8	
Bindobin, pflanzliches Bindemittel, *Tartex*	34	0,8	B
Bio-Streich Curry, Bio, *Zwergenwiese*	328	32	F
Bio-Streich Rucola, Bio, *Zwergenwiese*	318	32,2	F
Bio-Streich Schnittlauch, Bio, *Zwergenwiese*	343	33,9	F
Bio-Streich Shiitake, Bio, *Zwergenwiese*	256	25,1	F
Bio-Vollkorn-Müsli, Bio	410	8	BK
Bio-Vollkorn-Reis-Snack, Bio, *Schneekoppe*, i.D.	363	3,7	BK
Bircher-Müesli, *Dr. Ritter*	323	2,7	BK
Bircher-Müsli, mit Milch, 50 g	230	4	BK
Birkel Express, Penne Carbonara, 1 Port.	305	12,3	FK
Birkel Express, Ravioli, 1 Port.	262	10	EK

Lebensmittel (verzehrbarer Anteil)	Kilokalorien kcal	Fett g	Nährwert
Birkel Express, Spiralen Tomate-Mozzarella, 1 Port.	186	5,8	EK
Birkenpilz	18	0,6	MV
Birne	55	0,3	BV
Birne, 1 St., 150 g	83	0,5	BV
Birne, getr.	213	1,8	BK
Birne halbe Frucht, Libbys Obstkonserven, *Nestlé*	61	0,1	K
Birnengeist, 2 cl	60	0	
Birnenkompott, *Natreen*	48	0,2	K
Birnensaft, Trinkgenuss, *Granini*	51	‹0,2	V
Biscotti Dinkel, Bio, *Alnatura*	461	18,1	K
Biskin, Pflanzencreme, i.D.	738	82	F
Biskin, Pflanzenöl	828	92	F
Biskin, Pflanzenöl, 1 EL	83	9,2	F
Biskuitkeks, 1 St.	22	1,4	FK
Biskuitrolle mit Zitronensahne	282	15	FK
Biskuitteig, BM, zubereitet, *Ruf*	290	6,2	K
Bismarckhering, *Nadler*	186	14	EF
Bistro Baguette Gourmet, TK, *Dr. Oetker*, 1 Port., i.D.	348	14	K
Bitter Lemon, *Schweppes*	52	0	K
Bittermandelaroma, *Dr. Oetker*, 1 Fläschchen	14	1,5	F
Bitterschokolade	479	30	FK
Black Velvet, 0,2 l	140	0	
Blätterbrezeln, *Bahlsen*	520	29	FK
Blätterkohl	37	0,9	BV
Blätterteig, TK, *Eismann*	398	25,5	FK
Blätterteigpastetchen, FP, 1 St.	215	21	FK
Blätterteigteilchen, 1 St.	280	23	FK
Blattgelatine, *Dr. Oetker*, 10 g	36	0	E
Blattspinat Gorgonzola, TK, *Iglo*	74	5	FV
Blaubeeren	37	0,6	MV
Blaufelchen	100	3,2	EF
Blaukraut	21	0,2	MV
Blauschimmelkäse, 60 % Fett i. Tr., *Bresso*	436	43	F
Bleichsellerie	15	0,2	MV
Blockmalz	281	1	K
Blockschokolade	550	32	FK
Bloody Mary	95	0	
Blumenkohl	22	0,3	MV
Blumenkohl, Rahm-, TK, *Iglo*	73	4,1	F
Blumenkohl-Broccolicremesuppe, *Knorr*, 1 Port.	127	8	F
Blumenkohl-Broccoli-Suppe mit Schinken, *Maggi*, 1 Port.	155	10	F
Blunze, Blutwurst, i.D.	301	29	F
Blutorangen-Drink, *Müller*	32	0,1	K
Blutwurst, i.D.	301	29	F
Bockbier, hell, untergärig, 0,5 l	310	0	

Lebensmittel (verzehrbarer Anteil)	Kilokalorien kcal	Fett g	Nährwert
Bockwurst	277	25,3	F
Bodenseefelchen	100	3,2	EF
Bohnen, dicke, TK, *Bofrost*	87	0,5	BV
Bohnen, grün	32	0,2	MV
Bohnen, weiß	238	1,6	BE
Bohnen, weiß, *Bonduelle*	83	0,6	BE
Bohneneintopf, *Erasco*	87	3,5	E
Bohnensalat, *Hengstenberg*	91	0,5	EK
Bohnensalat, *Kühne*	38	0,2	EK
Bonbon, i.D.	388	*	K
Bonbon, Diabetiker-, 1 St., i.D.	18	0	
Bonitos, 1 Pkg., 40 g	195	8	FK
Borschtsch, russischer, 0,25 l	100	3,4	
Bouillon, Rinds-, Instant, *Knorr*, 1/4 l	10	1	F
Bouillon Mediterranea, Instant, *Maggi*	9	0,3	
Bounty, *Masterfoods*, 1 St.	266	13,6	FK
Bounty Miniatures, *Masterfoods*, 1 St.	57	2,9	FK
Bounty-Eiscreme, *Masterfoods*, 1 St., 20 g	36	2,4	FK
Bourbon, 40 %, 4 cl	99	*	
Bowle, 150 ml	119	0	K
Boysenbeeren	33	0,3	MV
Brachse	116	5,5	EF
Brägenwurst	281	26,9	F
Brandy, 40 %, 2 cl	47	0	
Branntwein, 38 %	210	*	
Brasilnuss	673	67	FV

Lebensmittel (verzehrbarer Anteil)	Kilokalorien kcal	Fett g	Nährwert
Brasilnuss, 4 St.	162	16,1	FV
Brasse	116	5,5	E
Bratapfelkuchen, *Dr. Oetker*, 1 St.	343	20,2	FK
Bratapfelstollen, *Bahlsen*, 1 Scheibe	150	8,4	FK
Bratenfond Classic, *Maggi*, 1 Port.	217	13,4	EF
Bratensaft, Instant, zubereitet, *Maggi*, 1 Port., 60 ml	25	1,7	F
Bratensoße, Delikatess, *Maggi*, 1 Port., 60 ml	22	1	F
Bratensoße, Tube, *Knorr*, 1/4 l	180	14	F
Bratensoße Extra, *Knorr*, 1/4 l	105	3,5	F
Brathähnchen	166	10	EF
Brathering	204	15,2	F
Brathering, 1 St., 150 g	306	22,8	F
Brathering, *Nadler*	144	12	EF
Bratkartoffeln, FP, *Henglein*, 1 Port.	170	5,8	K
Bratkartoffeln, FP, *Pfanni*, 1 Port.	174	4	FK
Bratlingsmischung, Fertig-Mix, *Hensel*	281	1	EK
Bratmaxe, große, *Meica*, 1 St.	161	13,9	F
Bratöl, Bio, *Alnatura*	900	100	F
Bratwurst, vom Kalb, i.D.	266	25	F
Bratwurst, vom Schwein, i.D.	298	28,8	F
Bratwurst, Delikatess, *Weight Watchers*, 1 St.	77	5,4	EF
Brauner Zucker	386	0	K

Lebensmittel (verzehrbarer Anteil)	Kilokalorien kcal	Fett g	Nährwert
Braunkohl	37	0,9	MV
Braunschweiger Mettwurst, i.D.	364	32	F
Breakfast Bacon, *Herta*	358	33	F
Brechbohnen, grün, mittelfein, *Bonduelle*	18	0,5	MV
Brechbohnen, junge, TK, Bio, *Frosta*	35	0,3	MV
Bremer Pinkel	210	11	F
Brennnesselsaft	17	0	MV
Brezel, Blätterteig-	518	24,3	K
Brezel, Laugen-, 1 St., 50 g	113	0,9	K
Brezeln, glutenfrei, *3 Pauly*	479	21	K
Brie, 45 % Fett i. Tr.	313	25	F
Brie, 50 % Fett i. Tr.	347	28	F
Brie Royal	430	41	F
Bries	99	3,4	E
Brie-Spitzen, *Alpenhain*, 1 Port.	327	23	F
Briette, 30 % Fett i. Tr., *Striegistaler Zwerge*	211	13	F
Broccoli	26	0,2	MV
Broccoli-Röschen, TK, *Iglo*	24	0,8	V
Broccoli-Sahne-Gratin, TK, *Bofrost*	106	6,5	FK
Brombeeren	44	1	BV
Brombeeren, Dose, abgetropft	74	1	BK
Brombeerkonfitüre, 1 TL	26	0	K
Brombeersaft, ungesüßt	38	0,6	
Brösel	349	1	K
Brösel, 1 EL	52	0,2	K

Lebensmittel (verzehrbarer Anteil)	Kilokalorien kcal	Fett g	Nährwert
Brot, s. einzelne Sorten			
Brotaufstrich, Champignon, Bio, *Zwergenwiese*	130	7,9	F
Brotaufstrich, Pastino, würzig, Bio, *Tartex*	173	12,6	F
Brotaufstrich Bärlauch, Bio, *Alnatura*	363	37,5	F
Brotaufstrich Ei & Kräuter, *Weight Watchers*	137	8,4	EF
Brotaufstrich Ei-Kräuter, *Nadler*	315	30	F
Brotaufstrich Frischkäse & Schnittlauch, *Weight Watchers*	89	4,1	EF
Brotaufstrich Geflügel-Mandarine, *Nadler*	283	27	F
Brotaufstrich Hokkaido-Kürbis, Bio, *Alnatura*	184	12,7	F
Brotaufstrich mit Olivenöl, 42 % Fett, *Bertolli*	390	42	F
Brotaufstrich Sanddorn, *Schneekoppe*	271	2,2	K
Brotaufstrich Seelachs-Schnittlauch, *Du darfst*	220	19	F
Brotaufstrich Thunfisch Mediterran, *Weight Watchers*	106	4,5	E
Brotaufstrich Vegetarian Lover, Champignon, Bio, *Zwergenwiese*	130	8,3	F
Brotaufstrich Vegetarian Lover, Gemüse, Bio, *Zwergenwiese*	108	6,4	F

Lebensmittel (verzehrbarer Anteil)	Kilokalorien kcal	Fett g	Nährwert
Brotaufstrich Vegetarian Lover, Pfeffer-Ingwer, Bio, *Zwergenwiese*	197	14,4	F
Brotaufstriche, pflanzliche, *Schneekoppe*, i.D.	219	16,5	F
Brötchen, 1 St., 30 g	82	0,6	K
Brötchen aus Blätterteig, 1 St., 30 g	104	1,5	K
Brot-Mix Backmischung, glutenfrei, *Schär*	332	1,1	BK
Brotsalat, griechisch, Bio, *Zwergenwiese*	128	6,1	F
Brotsalat, vegetarischer Fleischsalat, Bio, *Zwergenwiese*	139	7,9	FK
Brownies, *Dr. Oetker*, 1 St.	178	7,7	FK
Brownies, BM, *Aurora*	444	22,7	FK
Brühe, fett, Würfel, zubereitet, *Maggi*, 1/4 l	40	3,3	F
Brühe, gekörnt, zubereitet, *Maggi*, 1/4 l	7	0,4	F
Brühe, klar, Instant, zubereitet, *Maggi*, 1/4 l	7	0,3	F
Brühwürfel, zubereitet, *Maggi*, 1/4 l	7	0,4	F
Brühwurst, 25 %, Dose	274	25	F
Brunnenkresse	18	0,3	MV
Bruschetta Olive, schwarz, Bio, *Alnatura*	474	52	F
Bruschetta Tomate, Bio, *Alnatura*	64	5,1	
Brüsseler Kohl	36	0,3	MV
Brustschinken, Puten-, *Höhenrainer*	101	1,5	E
Bruzzzler original, *Wiesenhof*	222	18	F
Bruzzzler-Steaks Classic Barbecue, *Wiesenhof*	177	11	E
Büchsenmilch, 7,5 % Fett	132	7,6	F
Büchsenmilch, 7,5 % Fett, 1 TL	7	0,4	F
Büchsenmilch, 10 % Fett	123	10,5	F
Büchsenmilch, 10 % Fett, 1 TL	6	0,5	F
Buchstabensuppe, *Knorr*, 1 Port.	92	1	K
Buchweizen, ganzes Korn	341	1,7	EK
Buchweizengrütze	337	1,6	EK
Buchweizengrütze, 1 EL	67	0,3	EK
Buchweizenvollkornmehl	354	2,7	BK
Buchweizenvollkornmehl, 1 EL	71	0,5	BK
Bücklingsfilet	224	15,5	EF
Büffelmilchkäse	255	19,8	EF
Buko, Activ natur, 0,2 % Fett, *Arla*	70	0,2	E
Buko, Balance, 17 % Fett, *Arla*	199	16,7	F
Buko, der Sahnige, *Arla*	260	25,1	EF
Bulgur	307	2,1	BV
Bündnerfleisch	242	9,5	E
Bunte Früchtchen, Diät-Bonbons, *Schneekoppe*	215	0	K
Bunte Kuchenplatte, TK, *Eismann*	273	13,4	K

Lebensmittel (verzehrbarer Anteil)	Kilokalorien kcal	Fett g	Nährwert
Burlander leicht, 30 % Fett i. Tr., *Milram*	260	16	EF
Bürli, Ruchmehl, 1 St., 30 g	67	0,4	K
Bürzelkohl	11	0,3	V
Butaris Butterschmalz	897	99,5	F
Butaris Butterschmalz, 1 EL	135	14,9	F
Butt, Heil-, weiß	96	1,7	EF
Butter	754	83,2	F
Butter, 1 EL	75	8,3	F
Butter, 1 TL	38	4,2	F
Butter, Milchhalbfett, 1 Hotelpkg., 25 g	98	10	F
Butter, Milchhalbfett, 1 EL	39	4	F
Butter, Milchhalbfett, 1 TL	20	2	F
Butterbaguette Kräuter, *Meggle*, 1 St., 160 g	518	20,8	FK
Butterblätter, *Bahlsen*	497	24	FK
Buttergebäck, 20 g	101	5	F
Buttergemüse, TK, *Iglo*	158	11	BF
Butterkäse, 50 % Fett i. Tr.	344	28,8	F
Butterkäse, 60 % Fett i. Tr.	380	34,5	F
Butterkeks, *Leibniz*	428	11	FK
Butterkeks, glutenfrei, *Schär*	459	14,3	FK
Butterkeks, Mini, *Leibniz*	452	14	FK
Butterkeks Choco, Mini, *Leibniz*	488	22	FK
Butterkuchen, TK, *Eismann*	369	15,5	FK
Buttermilch, aus Pulver, 0,25 l	125	3	E
Buttermilch, Frucht, *Müller*, i.D.	63	0,6	E
Buttermilch, mild, *Weihenstephan*	38	0,9	E
Buttermilch, reine, *Müller*	38	0,6	E
Buttermilch-Dressing, *Kraft*	174	14,5	FK
Buttermilch-Knäckebrot, 1 St.	30	+	B
Butterpfannengemüse, TK, *Bofrost*	85	6	FK
Butterpilz	12	0,4	MV
Butterschmalz	897	99,5	F
Butterstollen, *Bahlsen*	387	22	FK
Caffè Latte light, *Emmi*	39	0,8	K
Caffè Latte Macchiato, *Emmi*	80	4	K
Calamares, ausgebacken	112	2	EF
Calamares à la Romana, TK, *Eismann*	195	8	FK
Calippo Cola, *Langnese*, 1 St.	92	0	K
Calvados, 2 cl	63	0	
Cambozola, 70 % Fett i. Tr., *Champignon*	421	41	F
Camembert, 12 % Fett i. Tr., *Du darfst*	197	12	EF
Camembert, 30 % Fett i. Tr., *Weihenstephan*	200	12	EF
Camembert, 45 % Fett i. Tr., *Weihenstephan*	274	21	EF
Camembert, 55 % Fett i. Tr., *Weihenstephan*	336	28,5	EF

Lebensmittel (verzehrbarer Anteil)	Kilokalorien kcal	Fett g	Nährwert
Camembert, leicht, 30 % Fett i. Tr., *Champignon*	211	13	EF
Camembert, paniert, TK, *Bofrost*	280	18,3	EF
Camembert, Rahm-, 50 % Fett i. Tr.	314	25,7	F
Camembert, Rahm-, 55 % Fett i. Tr., *Champignon*	333	28	EF
Camembert, Suisse, 60 % Fett i. Tr.	393	35	EF
Campari, 5 cl	63	0	
Campino Joghurt-3-Früchte-Mix, ohne Zuckerzusatz, *Storck*, 1 St.	9	0,2	K
Campino Joghurt-Erdbeere, *Storck*, 1 St.	16	0,2	K
Canderel Streusüße, 1 TL	2	0	
Cantaloupemelone	26	0	V
Cantuccini Selection, Bio, *Alnatura*	451	22,7	FK
Cappelletti al Prosciutto crudo, FP, *Buitoni*, 1 Port.	366	10	K
Cappelletti Formaggio e Ruccola, *Hilcona*, 1 Port.	240	9,1	K
Cappelletti Frischkäse, *Hilcona*, 1 Port.	220	6,3	K
Cappelletti Ricotta e Basilico, *Hilcona*, 1 Port.	200	4,3	K
Cappuccino, cremig zart, *Nestlé*, 1 Tasse, 14 g + 150 ml Wasser	52	2,4	K
Cappuccino, Instant, *Natreen*, 1 Tasse, 125 ml	19	0,7	
Cappuccino Vanilla, *Nestlé*, 1 Tasse, 120 ml	62	2,1	K
Capri, Eis, *Langnese*, 1 St.	50	0,5	K
Caprice des Dieux, 60 % Fett i. Tr., *Edelweiß*	345	31	F
Caramac, *Nestlé*, 1 Riegel	170	10,8	FK
Caramel-Töpfli, *Emmi*	139	4,5	K
Carbonara al Gusto, FP, *Knorr*, 1 Pkg.	403	33	F
Caretta-Orange, *Schöller*, 1 St.	52	0	K
Carissa (Natalpflaume)	78	1,1	V
Caro-Kaffee Original, *Nestlé*, 1 Tasse	8	0	
Cashewkerne, *Lorenz*	614	50	FV
Cashewkerne, geröstet, gesalzen, *Naturata*	568	42,2	F
Cashewkerne ohne Salz, *Ültje*	620	49	FV
Cassavastärke, 1 EL	52	+	K
Cassis, 2 cl	65	0	
Cefrisch, i.D.	55	0	K
Celebrations, *Masterfoods*, 1 Pkg. (72 g)	358	18,1	FK
Cenofix, Feinwürzmittel, Bio, *Cenovis*, 1 EL	26	0,5	K
Cervelatwurst, i.D.	394	34,8	F
Cervelatwurst, *Du darfst*	251	19	F
Cevapcici, *Herta*	300	16	EF
Chablis, 0,25 l	167	0	
Champagner, brut	67	0	

Lebensmittel (verzehrbarer Anteil)	Kilokalorien kcal	Fett g	Nährwert
Champagner, demi-sec	124	0	
Champagner, extra dry	70	0	
Champagner, sec	90	0	
Champagner-Cocktail, 5 cl, i.D.	60	0	
Champagner-Kraut, *Hengstenberg*	27	0,1	BV
Champignon	22	0,3	BM
Champignon, Dose	20	0,5	BE
Champignoncreme-suppe, *Knorr*, 1 Port.	113	7	F
Champignoncreme-suppe, Meisterklasse, *Maggi*, 1 Port.	133	8,1	F
Chartreuse, gelb, 40 %, 2 cl	60	0	
Chartreuse, grün, 55 %, 2 cl	75	0	
Chavroux, Weichkäse aus Ziegenmilch, 60 % Fett i. Tr., *Edelweiß*	304	28	F
Chayote	24	0	V
Cheddarkäse, 50 % Fett i. Tr., 20 g	79	6,5	F
Chef-Frites, TK, *McCain*	172	5,5	FK
Cherimoya (Anone)	63	0,3	V
Cherry Brandy, 30 %, 2 cl	61	0	
Chester, 50 % Fett i. Tr.	397	32,2	F
Chester, 50 % Fett i. Tr., 20 g	79	6,5	F
Chester-Scheibletten Velveta, *Kraft*	245	16,5	F
Chicken-Cheese-Dippers, TK, *Iglo*	266	13	EF
Chicken-Chips, TK, *Bofrost*	203	8,7	FK
Chicken Hawaii, TK, *Bofrost*	155	8,8	EF
Chicken Pommes, *Wiesenhof*	233	11	EK
Chicken-Sticks, crispy, TK, *Iglo*, i.D.	255	13,7	EF
Chicken Wings, TK, *Bofrost*	212	15,2	EF
Chicolo Mini Geflügelsalami, *Herta*, 1 St.	93	7	EF
Chicorée	16	0,2	MV
Chili con Carne, *Sonnen Bassermann*, 1 Port.	344	4,8	BE
Chili con Carne, Eintopf, *Erasco*	78	2	EK
Chili-Gemüse, mit Tomatensauce, *Bonduelle*	64	0,5	
Chinakohl	12	0,3	MV
Chinamorcheln, getr.	98	3	E
Chinarollen, Luxus-, TK, *Eismann*, 1 St.	216	8,3	FK
Chinesische Knusperente, TK, *Bofrost*	154	10	EF
Chinesische Pfanne, TK, *Iglo*	47	0,5	
Chips	539	39,4	FK
Chips, 1 St.	11	0,8	FK
Chipsletten, *Lorenz*, 1 Port., 25 g	133	8,3	FK
Choclait Chips, 1 St., i.D.	11	1	F
Choco Crossies, *Nestlé*, 1 Port., 20 g	101	5,5	FK

C

Lebensmittel (verzehrbarer Anteil)	Kilokalorien kcal	Fett g	Nährwert
Choco Krispies, *Kellogg's*, 1 Port. (30 g + 125 ml fettarme Milch)	175	3	FK
Choco Latte, *Emmi*	113	5	K
Choco Tresor Nougat, *Kellogg's*, 1 Port. (30 g + 125 ml fettarme Milch)	191	7	FK
Choco-Balls, Bio, *Martin Evers*	387	3,3	K
Chocolate Mint, Likör, 27 %, 2 cl	64	0	
Chokini, *Bahlsen*	483	22	FK
Christstollen, echter Dresdner, *Dr. Quendt*	423	21,2	FK
Chutney, 1 EL	42	0	K
Ciabatta zum Fertigbacken, glutenfrei, *Schär*	196	1,8	BK
Cini-Minis, *Nestlé*, 1 Port. (30 g + 125 ml fettarme Milch)	184	5	K
Clementine	46	0,3	V
Clementine, 1 St., 40 g	18	0,1	V
Clusters, Mandel-Nuss, *Nestlé*, 1 Port. (30 g + 125 ml fettarme Milch)	178	4,9	FK
Coca-Cola, 0,2 l	84	0	K
Coca-Cola light, 0,2 l	‹0,5	0	
Cocktaildressing, frisch, *Weight Watchers*	55	0,1	EK
Cocktailkirsche, 1 St.	8	+	K
Cocktailsauce, *Kühne*	289	26	F
Cocktailwürstchen, 1 St., 10 g	30	2,8	F
Coffee-Creamer Kaffeeweißer, *Frischli*, 7,5 g	9	0,8	F
Cognac, 40 %, 2 cl	47	0	
Cointreau, 40 %, 2 cl	47	0	
Cola-Kracher, *Maoam*	406	5	K
Cola-Rum, (2 cl Rum, 0,2 l Cola)	168	0	K
Cola-Schlangen, *Haribo*	325	0	K
Color-Rado, *Haribo*	351	2	K
Comtess-Kuchen, *Bahlsen*, i.D.	435	23,8	FK
Cookies Chocolate Mountain, classic, *Griesson*, 1 St.	94	4,8	FK
Corned beef, amerikanisch	225	13	EF
Corned beef, deutsch	141	6	E
Cornetto Erdbeer, *Langnese*, 1 St.	200	8	FK
Cornetto Haselnuss, *Langnese*, 1 St.	230	14	FK
Cornetto Royal Waldbeere Mascarpone, *Langnese*, 1 St.	260	11	FK
Cornflakes, *Kellogg's*, 1 Port. (30 g + 125 ml fettarme Milch)	171	2,5	K
Cornflakes, Crunchy Nut, *Kellogg's*, 1 Port. (30 g + 125 ml fettarme Milch)	178	3,5	K
Cornichons, *Specht*	21	0,2	
Cornichons, klein, 1 St.	2	+	
Corny, Müsliriegel, *Schwartau*, 1 Riegel, i.D.	109	4,4	FK
Cottage Cheese, 20 % Fett i. Tr.	108	4	E
Country Potatoes, classic, *McCain*	139	5	FK

Lebensmittel (verzehrbarer Anteil)	Kilokalorien kcal	Fett g	Nährwert
Courgettes	19	0,4	MV
Couscous, Bio, *Alnatura*	327	2,1	EK
Crabmeat, Dose	87	1,7	E
Cräcker	475	19	FK
Cranberry	35	0,7	MV
Cranberry, getr., *Naturata*	254	2,3	BK
Cranberry-Müsli, *Kölln*	354	6,8	K
Crema di Balsamico Origin, Bio, *Alnatura*	243	0,1	K
Crème de Cacao, 27 %, 2 cl	57	0	
Crème de Grand Marnier, 17 %, 2 cl	67	0	
Crème de Menthe, 30 %, 2 cl	75	0	
Crème double, *Dr. Oetker*, 1 EL	100	10,5	F
Crème fraîche, *Dr. Oetker*, 1 EL	74	7,5	F
Crème fraîche Kräuter, *Dr. Oetker*, 1 EL	71	7	F
Crème fraîche légère, *Dr. Oetker*, 1 EL	42	3,8	FK
Creme Stracciatella, FP, *Dr. Oetker*, 1 Port.	109	2,4	FK
Cremighurt, *Ehrmann*, i.D.	143	7	FK
Cremissimo Amore di Caramell, *Langnese*	210	8	FK
Cremissimo Eierlikör-Vanille, *Langnese*	210	9	FK
Cremisso, Aufstrich, Bio, *Tartex*, i.D.	403	39,6	F
Crevetten	87	1,4	E
Crisp, *Wasa*, 1 Scheibe	31	0,2	BK
Crisp Rolls, glutenfrei, *Schär*	421	11,9	BK
Crispini Crunchy Choco, *Bahlsen*	518	29	FK
Croissant, Butter-, *Kamps*, 1 St.	260	14,6	FK
Croissini, *Bahlsen*	501	26	FK
Crunchbits, *Griesson*, 1 St.	25	1,4	FK
Crunchips, Paprika, *Lorenz*, 25 g	134	8,8	FK
Cuba libre, (2 cl Rum, 0,2 l Cola)	162	0	K
Cuja Mara Split, *Langnese*, 1 St.	100	3	K
Culinesse, Pflanzencreme, *Rama*	740	82	F
Cumberland Sauce, 1 EL	45	0	K
Curaçao blue, 30 %, 2 cl	75	0	
Curry-Gewürzketchup, *Develey*	85	0,9	K
Curryhuhn, *Du darfst*	84	2	EK
Curry-King XXL, *Meica*	224	16	F
Currypulver, 1 TL	8	0,3	
Curry-Sesam, vegetarische Pastete, *Granovita*	215	19,5	F
Currysoße, Delikatess, *Maggi*, 1 Port., 60 ml	30	1,4	K
Currysoße, Feinschmecker, *Knorr*, 1/4 l	210	10	FK
Currywurst, *Hareico*	271	25	F
Curuba	63	0,4	V
Cyclamat	0	0	
Cynar, *Campari*, 4 cl	100	0	
Daim, *Kraft*	545	32	FK

Lebensmittel (verzehrbarer Anteil)	Kilokalorien kcal	Fett g	Nährwert
Daiquiri, 15 cl	167	0	
Dame Blanche, Eis-Dessert, *Bofrost*	197	7,3	FK
Damhirsch	112	3,3	E
Dampfgemüse mit Babykarotten, TK, Bio, *Iglo*	50	2,8	MV
Dampfgemüse mit Reis, TK, Bio, *Iglo*, 1 Port.	228	4,2	KM
Dampfnudel, *Bürger*, 1 St.	262	4,2	K
Danablu, Ecke, Rahmstufe, *Arla*	341	29	EF
Danone Family Joghurt, i.D.	98	3	K
Danone Family Joghurt, 0 % Fett, i.D.	52	0,1	E
Danone Family Joghurt, natur	72	3,5	E
Dany Sahne, Madagaskar, *Danone*	128	5,6	K
Dany Sahne, Schoko, *Danone*	134	6,5	FK
Dany Sahne, Schoko, leichter Genuss, *Danone*	102	6,4	K
Dany Sahne, Vanille, *Danone*	129	6,2	K
Danziger Goldwasser, 38 %, 2 cl	75	0	
Dattel, entsteint, Bio, *Alnatura*	273	0,5	BK
Dattel, frisch	280	1	MV
Dattel, frisch, 1 St., 15 g	42	0,2	MV
Dattel, getr.	277	0,5	BK
Dattel, getr., 1 St., 7 g	19	+	BK

Lebensmittel (verzehrbarer Anteil)	Kilokalorien kcal	Fett g	Nährwert
Dattelmark, 1 EL	40	+	K
Dauerhefe, 7 g	16	+	
Debrecziner, 1 Paar, i.D.	648	60	F
Debreziner, Puten-, *Höhenrainer*	205	15	F
Deit Orange, Diätlimonade, 0,2 l	6	0	
Dekor Konfetti, *Schwartau*	424	5	K
Dessert plus Sahne, Orange, *Ehrmann*	94	1,4	K
Dessert plus Sahne, Schoko/Vanilla, *Ehrmann*, i.D.	105	2,5	K
Dessertsoße, Frucht, *Schwartau*, i.D.	208	0,2	K
Dessertwein, 5 cl	80	*	
Deutschländer Würstchen, *Meica*, 1 St.	119	9,9	F
Dextro Energy mit Calcium, 1 Täfelchen	23	0	KM
Dextropur, *Dextro Energy*, 1 TL	20	0	K
Dezaley, 0,25 l	166	0	
Diabetikerbier, 0,25 l	83	0	
Diabetiker-Naschwaffel, *Dr. Oetker*, 1 St.	94	4,5	FK
Diabetiker-Rote-Grütze mit Bourbon-Vanillesoße, *Dr. Oetker*, 1 Becher	99	1,9	K
Diabetiker-Süße, *Schneekoppe*	240	0	K
Diabetikerwein, 0,25 l, i.D.	165	0	
Diabetikerzucker	400	0	K
Diät-Altbier, 0,33 l	135	0	

Lebensmittel (verzehrbarer Anteil)	Kilokalorien kcal	Fett g	Nährwert
Diät-Apfel-Blechkuchen, TK, *Coppenrath & Wiese*	259	10,2	FK
Diät-Butterkeks Leibniz, *Bahlsen*	423	11	FK
Diät-Butter-Mandel-Keks, *3 Pauly*	472	24	FK
Diät-Butterspekulatius, *3 Pauly*	471	19,1	FK
Diät Choco Leibniz Vollmilch, *Bahlsen*	503	26	FK
Diät-Comtess Marmorkuchen, *Bahlsen*	365	21	FK
Diät-Dominosteine, *3 Pauly*	401	17,6	FK
Diät-Erdbeer-Sahnerolle, TK, *Coppenrath & Wiese*	235	12,2	FK
Diät-Erdnussplätzchen, *Schneekoppe*	465	27	FK
Diät Frucht & Quark, *Exquisa*, i.D.	88	2,9	EF
Diät-Fruchtbuttermilch, *Müller*, i.D.	41	0,5	E
Diät-Fruchtjoghurt, *Ehrmann*, i.D.	66	2,4	E
Diät-Fruchtjoghurt mit Vollkorn, *Ehrmann*, i.D.	66	2,4	EK
Diät-Fruchtzucker-Konfitüren, *Schwartau*, i.D.	185	0,1	
Diätgelee Waldbeere, *Schwartau*, 1 TL	18	+	
Diät-Gelier-Fruchtzucker, *Dr. Oetker*	394	0	K
Diät-Hafele-Keks, Vollkorn, *3 Pauly*	463	22	FK
Diät-Halbbitterschokolade, *Ritter Sport*	417	30,5	FK
Diät-Instantgetränk Cappuccino, *Schneekoppe*	24	0,8	
Diät-Joghurtschokolade, *Ritter Sport*	490	37,3	FK
Diät-Knusperriegel Joghurt, *Schneekoppe*, 1 St.	143	9,8	FK
Diät-Konfitüre, 1 TL, i.D.	20	+	K
Diätkonfitüre Extra, *Zentis*, i.D.	120	0,2	K
Diät-Kurmolke, Bio, *Heirler*	32	0,1	E
Diät-Nougatriegel, *Schneekoppe*, 1 St.	145	12	FK
Diät-Nugatschokolade, *Ritter Sport*	464	34,4	FK
Diätobst mit Fruchtzucker, i.D.	80	+	K
Diät Ohne Gleichen, Vollmilch, *Bahlsen*	555	37	FK
Diät-Pils, 0,33 l	125	0	
Diätquark, Frucht, *Ehrmann*, i.D.	88	3,2	EK
Diät-Sahnetorten-Duo, TK, *Bofrost*, i.D.	254	16,5	FK
Diät-Schokolade, Vollmilch, *Ritter Sport*	445	31,4	FK
Diät-Schokolade, zartbitter, *Schneekoppe*	513	33	FK
Diätsirup für Diabetiker, *Schneekoppe*	300	0	K
Diät-Süße Fruchtzucker, 1 TL	40	0	K
Dickmilch, fettarm, 1,5 % Fett	46	1,5	E
Dickmilch, 3,5 % Fett	64	3,5	EF
Dickmilch, mit Frucht, fettarm, 1,5 % Fett	83	1	E

Lebensmittel (verzehrbarer Anteil)	Kilokalorien kcal	Fett g	Nährwert
Dickmilch, mit Frucht, 3,5 % Fett	97	3	E
Dickmilch, mit Frucht, Sahne	144	9	EF
Dijon-Senf Original, *Hengstenberg*	163	12,3	EF
Dill, frisch, 1 Bund	11	0,2	V
Dillgurke	25	0,2	
Dillhappen, light, *Nadler*	191	15	EF
Dinkel, gepufft, Bio, *Alnatura*	360	2,1	K
Dinkel-Bandnudeln, Bio, *Alnatura*	356	0,9	EK
Dinkelbrezeln Sesam, Bio, *Alnatura*	418	9,4	FK
Dinkel-Crunchy, Bio, *Alnatura*	374	13,3	K
Dinkel-Flakes, Bio, *Alnatura*	338	2,4	BK
Dinkelflocken, Bio, Großblatt, *Alnatura*	327	3	BK
Dinkel-Grünkernbrot, Bio, *Alnatura*	158	1,5	BK
Dinkel-Hafer-Taler, Vollkorn, *3 Pauly*	507	27	FK
Dinkel-Kakao-Poppies, Bio, *Allos*	374	4,5	BK
Dinkelkeks, Vollkorn, *3 Pauly*	474	20	FK
Dinkel-Knusper-Taler, Bio, *Alnatura*	554	38	FK
Dinkelmehl, Type 630, Bio, *Alnatura*	337	0,6	K
Dinkel-Muffins Schoko, BM, Bio, *Alnatura*	397	5,5	K
Dinkel-Ringli, Bio, *Hensel*	361	2,3	BE
Dinkel-Schoko-Kekse, Bio, *Alnatura*	501	27,8	FK
Dinkelstangen, Bio, *Alnatura*	455	14,6	BK
Dinkel-Teigwaren, roh, Bio, *3 Pauly*	351	1,7	E
Dinkel-Vollkornbrot, *Lieken Urkorn*	238	5,5	BK
Dinkel-Vollkornflakes, *Hensel*	360	3,5	BK
Dinkelvollkornmehl, Bio, *Alnatura*	337	2,6	BK
Dinkel-Zwieback, Vollkorn, *3 Pauly*	406	12,3	BK
Dino Kids, Vollkorn, *3 Pauly*	449	19,5	FK
Distelöl, Bio, *Vitaquell*	819	91	F
Distelöl, Bio, *Vitaquell*, 1 EL	82	9,1	F
Distelöl, Bio, *Vitaquell*, 1 TL	41	4,6	F
Domino, Eiscreme, *Langnese*, 1 St.	130	8	FK
Dominosteine, Dresdner Marzipan-, *Dr. Quendt*	396	15,2	FK
Donauwelle, TK, *Bofrost*	372	22,9	FK
Donauwellen-Torte, TK, *Coppenrath & Wiese*	319	19	FK
Donut, 1 St.	389	23	FK
Doornkaat, 38 %, 2 cl	42	0	
Doppeldecker Himbeerpudding & Vanillasoße, *Müller*	93	1,3	K
Doppelkorn, 38 %, 2 cl	42	0	
Doppelrahmfrischkäse, 20 g, i.D.	68	6,3	F

Lebensmittel (verzehrbarer Anteil)	Kilo-kalorien kcal	Fett g	Nährwert
Doppelrahmfrischkäse, Paprika, 60 % Fett i. Tr., 20 g, i.D.	50	5	F
Doppelwacholder, 38 %, 2 cl	42	0	
Dörrobst, gemischt	243	0,5	BK
Dörrzwetschgen, 6 St., 40 g	80	0,2	BK
Dorsch	76	0,6	E
Dorsch, getr.	339	2,5	E
Dorsch in Senfsoße, TK, *Eismann*	87	3,7	E
Dorschrogen, frisch	125	3,2	E
Dosenmilch, 7,5 % Fett	132	7,6	F
Dosenmilch, 7,5 % Fett, 1 TL	7	0,4	F
Dosenmilch, 10 % Fett	123	10,5	F
Dosenmilch, 10 % Fett, 1 Tassenpkg.	10	0,8	F
Dosenmilch, 10 % Fett, 1 TL	6	0,5	F
Dresdner Stollen	346	13	FK
Dressing Joghurt-Knoblauch, *Kraft*, 30 ml	50	4	F
Drops, s.a. Produktnamen			
Drops, i.D.	388	*	K
Dubonnet, 5 cl	60	0	
Duettini, Bio, *Allos*	488	24,8	FK
Duplo, *Ferrero*, 1 St.	99	6	FK
Durian	141	1,8	MV
Ebereschenfrucht, süß	85	*	V
Edamer, 40 % Fett i. Tr.	318	23,4	F
Edamer, 40 % Fett i. Tr., 20 g	64	4,7	F
Edamer, 45 % Fett i. Tr.	354	28,3	F

Lebensmittel (verzehrbarer Anteil)	Kilo-kalorien kcal	Fett g	Nährwert
Edamer Scheiben, 30 % Fett i. Tr., *Du darfst*	265	17	F
Edelbitterschokolade	540	36	FK
Edelbitterschokolade, 1 Kästchen	27	1,8	FK
Edelbitterschokolade, 71 % Kakao, *Ritter Sport*	560	47	FK
Edelcreme, Joghurt leicht, *Adler*	190	12	F
Edelhefe, *Dr. Ritter*	300	5,5	MV
Edel-Marzipan-Eier/-Brote, *Zentis*, i.D.	450	21,5	FK
Edelpilzkäse, 60 % Fett i. Tr.	355	29,8	F
Edelpilzsauce, FP, *Steinhaus*	173	16,4	F
Edelpilzsoße, *Knorr*, 1/4 l	185	12	FK
Edelzwicker, 0,25 l	150	0	
Egerlinge	22	0,3	BE
Eggnogg, 1 Glas	340	14	FK
Ei, 1 St., 55-60 g	81	5,9	EF
Eichblattsalat	18	0,3	V
Eierfrucht, 1 St., 250 g	43	0,5	BM
Eiergrog, 1 Glas	160	5	F
Eierlikör, 20 %, 2 cl	50	0	
Eiermuschelsuppe, *Maggi*, 1/4 l	47	0,8	K
Eiernudeln 7 Hühnchen, *Birkel*	350	2	EK
Eierpflaume	49	0,2	V
Eiersalat	250	18	F
Eiersalat mit Champignons und Spargel, *Du darfst*	147	9	F

Lebensmittel (verzehrbarer Anteil)	Kilokalorien kcal	Fett g	Nährwert
Ei-Ersatz, glutenfrei, *3 Pauly*	491	30,3	K
Eierschwammerl	15	0,5	BM
Eierschwammerl, Dose	15	0,7	B
Eierspätzle, *Bürger*	180	4	K
Eierspätzle, Bio, *Hilcona*, 1 Port.	180	2,1	K
Eierspätzle, TK, *Eismann*	165	2,3	K
Eierteigwaren, s.a. Nudeln			
Eierteigwaren, i.D.	360	2,8	K
Eigelb, mittelgroß, 19 g	68	6,1	F
Einmachhilfe, *Dr. Oetker*	300	0	K
Eipulver, Trockenvollei, 1 EL	57	4,2	F
Eisbein, hinteres	186	12,2	EF
Eisbein, vorderes	178	11	EF
Eisbeinfleisch in Aspik, *Meica*	109	5	E
Eisbergsalat	13	0,3	V
Eiscreme, Frucht-, 1 Kugel, 75 g	105	1	K
Eiscreme, Milch-, 1 Kugel, 75 g	95	2,3	FK
Eiscreme, Sahne-, 1 Kugel, 75 g	165	12,8	FK
Eiscreme, Schokolade, 1 Kugel, 75 g	143	7,2	FK
Eiscreme, Vanille-, 1 Kugel, 75 g	165	12,8	FK
Eiscreme Bourbon Vanille, *Landliebe*	216	10,5	FK
Eiscreme Choc Diabetiker, *Eismann*	333	23,9	FK
Eiscreme Chocolat Chips, *Mövenpick*	204	8,1	FK
Eiscreme Crème Brûlée, *Mövenpick*	188	6,3	FK
Eiscreme Erdbeer, *Landliebe*	196	8,3	FK
Eiscreme Erdbeer Sahne, *Mövenpick*	180	5,4	FK
Eiscreme Frubetto Joghurt Waldfrucht, *Schöller*, 1 St.	91	2,2	K
Eiscreme Joghurt, *Landliebe*	210	10,4	FK
Eiscreme Maple Walnuts, *Mövenpick*	277	18	FK
Eiscreme Schwarzwälder Kirsch, *Langnese*	200	10	FK
Eiscreme Schwarzwälder Kirsch, *Mövenpick*	191	5,4	FK
Eiscreme Stracciatella, *Bofrost*	252	14	FK
Eiscreme Strawberry Vanilla, Manhattan, *Schöller*	144	3,9	FK
Eiscreme Vanille-Karamell, *Landliebe*	234	11,1	FK
Eiscremetüte Maple Walnuts, *Mövenpick*, 1 St.	289	16	FK
Eiskaffee, 0,2 l	458	44	FK
Eiskaffee Frappé, zubereitet mit Milch, *Nestlé*, 0,2 l	149	3,2	FK
Eiskonfekt Vanille-Bourbon, *Bofrost*	350	25,2	FK
Eismeer-Krabben	87	1,4	E
Eis-Röllchen, *Bofrost*	267	16,5	FK
Eisschokolade, 0,2 l	630	38	FK
Eistee	30	0	K

Lebensmittel (verzehrbarer Anteil)	Kilokalorien kcal	Fett g	Nährwert
Eistee Hagebutte-Rote-Beeren, *Natreen*	13	0,1	K
Eistüte, *Tekrum*, 1 St.	19	0,2	K
Eisverlockung Bourbon Vanille, *Natreen*	113	3,8	FK
Eiswaffel Noch eine, *Bahlsen*	495	24	FK
Eiswaffel-Herzen, *Tekrum*, 1 St.	13	0,2	K
Eiswaffeltüte, 1 St., i.D.	40	1	K
Eiswein, 0,25 l	245	0	
Eiweiß, mittelgroß, 33 g	15	0,1	E
Eiweiß-Diät, *Dr. Ritter*	360	1,9	E
Eliche, roh, *Buitoni*	350	1,9	K
Elisenlebkuchen	412	20	FK
Elisenlebkuchen, Schokolade	447	21	FK
Elsässer Flammkuchen, TK, *Bofrost*	218	10,9	FK
Emmentaler, 45 % Fett i. Tr.	386	30	EF
Emmentaler-Scheibletten, Velveta, *Kraft*	280	22	F
Endiviensalat	17	0,2	MV
Ente	227	17,2	EF
Ente, klassisch, *Du darfst*, 1 Port.	70	2	E
Entenbrustfilet, mariniert, TK, *Bofrost*	213	15,6	EF
Entenpastete	306	23	F
Entrecôte	130	4,5	EF
Erbsen, grün	70	0,5	BV
Erbsen, Hülsenfrucht, roh	269	1,4	BV

Lebensmittel (verzehrbarer Anteil)	Kilokalorien kcal	Fett g	Nährwert
Erbsen, junge, TK, Bio, *Frosta*	86	0,7	EV
Erbsen extra fein, *Bonduelle*	72	0,7	BV
Erbsen mit Möhrchen, sehr fein, *Bonduelle*	56	0,7	B
Erbsen und Karotten, Dose	47	0,7	B
Erbsen und Karotten, TK, *Bofrost*	40	0,7	B
Erbseneintopf, *Buss*	74	1,6	BK
Erbseneintopf Hubertus, *Erasco*	90	3,5	B
Erbsensuppen-Eintopf, TK, *Bofrost*	73	3	BK
Erbsentopf mit Speck, *Maggi*, 1 Dose	313	15,3	FK
Erbswurst gelb mit Speck, *Knorr*, 1 Port.	75	3	F
Erbswurst grün mit Räucherspeck, *Knorr*, 1 Teller	77	3	F
Erdäpfel	70	0,1	V
Erdartischocke (Topinambur)	30	0,4	V
Erdbeerbowle, 0,25 l, i.D.	198	0	K
Erdbeere	32	0,4	V
Erdbeere, Dose	77	0,2	
Erdbeer-Joghurt-Schokolade, *Ritter Sport*	564	36	FK
Erdbeer-Joghurt-Schokolade, Diät, *Schneekoppe*	557	37	FK
Erdbeermilch, *Ramli*, 1 Pkg.	76	0,2	K

Lebensmittel (verzehrbarer Anteil)	Kilokalorien kcal	Fett g	Nährwert
Erdbeerquark, 0,1 % Fett, *Weight Watchers*	72	0,1	E
Erdbeersaft, *Pago*	53	0,1	KV
Erdbeertomate	72	1,1	V
Erdnuss	570	48,1	FV
Erdnussbutter	630	50	EF
Erdnusscreme, 1 TL	63	5	EF
Erdnusscreme mit Stückchen, Bio, *Alnatura*	609	52,1	F
Erdnüsse, geröstet und gesalzen, *Lorenz*, 25 g	156	13,3	F
Erdnüsse, in der Schale, *Naturata*	558	48,1	EF
Erdnüsse, würzig und pikant, *Lorenz*, 1 Port.	187	15,9	F
Erdnüsse pikant gewürzt, ohne Fett geröstet, *Ültje*, 30 g	173	13,8	F
Erdnussflippies, *funny-frisch*	476	24	FK
Erdnussflippies, leicht, *funny-frisch*	455	16,8	FK
Erdnusslocken, *Lorenz*, 1 Port., 25 g	123	6	FK
Erdnussmus, *Granovita*, 1 TL	61	5,3	EF
Erdnussöl, *Vitaquell*	819	91	F
Erdnussöl, 1 EL	82	9	F
Erfrischungsstäbchen, *Griesson*, 1 St.	20	0,6	K
Escorial grün, 56 %, 2 cl	80	0	
Eskariol	17	0,2	MV
Espresso	0	0	
Espresso mit Zucker, 1 Tasse	26	0	K
Espressobohnen, schokoliert, Vollmilch, Bio, *Alnatura*	522	35,9	FK
Esrom Käse, *Arla*	325	25	EF
Essig, 1 EL	3	0	
Esskastanien	196	1,9	B
Esskastanien, 8 St.	94	0,9	B
Estragon, gehackt, 1 EL	3	0,1	V
Eszet Schnitten, Vollmilch, *Sarotti*	534	30,5	FK
Euka Menthol, *Storck*	387	0,1	K
Exportbier, hell, 0,5 l	235	0	
Express-Reis Mediterran, *Uncle Ben's*, 1 Pkg.	455	10,8	K
Express-Reis Spitzen-Langkorn, *Uncle Ben's*, 1 Pkg.	368	3,3	K
Exquisa Snack, natur	301	12	FK
Fadennudeln	359	3	K
Fagottini Ricotta e Basilico, FP, *Buitoni*, 1 Port.	364	11	K
Falafel, Bio, *Alnatura*	261	11,3	EK
Fanblock, *Kamps*, 1 St.	438	8,3	K
Fanta Orange, *Coca-Cola*, 0,2 l	78	+	K
Fanta Zero, *Coca-Cola*, 0,2 l	6	0	
Farfalle, roh, *Buitoni*	350	1,9	K
Farinzucker	386	0	K
Farmers-Gemüse, TK, *Iglo*	38	0,6	MV
Federkohl	37	0,9	BV
Feige, frisch	60	0,4	MV
Feige, frisch, 1 St., 60 g	36	0,2	MV
Feige, getr.	242	1,3	BK
Feige, getr., 1 St., 15 g	36	0,2	BK

Lebensmittel (verzehrbarer Anteil)	Kilokalorien kcal	Fett g	Nährwert
Feige, kandiert	296	0,2	K
Feinherbschokolade, 60 % Kakao, Bio, *Ritter Sport*	561	41	FK
Felchen	100	3,2	E
Feldsalat	14	0,4	MV
Fenchel	24	0,3	MV
Fenchelkraut	20	+	V
Fendant, 0,25 l	167	0	
Ferrero Küsschen, 1 St.	54	4,1	FK
Ferrero Rocher, 1 St.	73	5,2	FK
Festtagssuppe, *Buss*	49	3	F
Feta, Bio, *Alnatura*	283	18,8	EF
Fettuccine Hähnchenfilet, TK, *Frosta*	117	4,7	EK
Feuerzangenbowle, 0,2 l	334	0	K
Filegro in Kräutersauce, TK, *Iglo*, 1 Port.	141	7,4	EF
Filegro Müllerin Art, TK, *Iglo*, 1 Port.	164	6,8	EF
Fineo, Genießer-Braten Italiano, *Zimbo*	102	2	E
Fineo, Putenbrust, *Zimbo*	102	2	E
Finesse Schinken, *Herta*, i.D.	107	2,1	E
Finocchio	24	0,3	MV
Fischerpfanne, TK, *Apetito*	87	3	EK
Fischfilet Limanda Aspera, TK, *Eismann*	87	1,3	EF
Fischfilet Müllerin Art, TK, *Bofrost*	116	5	E
Fischfrikadelle, TK, *Iglo*, 1 St.	115	1,4	EK
Fischstäbchen, TK, *Eismann*, 1 St., 30 g	52	2,1	EF
Fischstäbchen, TK, *Iglo*, 1 St.	59	2,4	EF
Fisolen	32	0,2	MV
Fitness & Fruits, *Nestlé*, 1 Port. (30 g + 125 ml fettarme Milch)	184	0,9	K
Fitness Chocolate, *Nestlé*, 1 Port. (30 g + 125 ml fettarme Milch)	159	1,9	K
Fix & frisch für Bologneser Gratin, *Maggi*, 1 Port.	782	36,9	K
Fix & frisch für Broccoligratin, *Maggi*, 1 Port.	194	13,7	FK
Fix & frisch für Chili con Carne, *Maggi*, 1 Port.	410	24,2	K
Fix & frisch für Chinapfanne Chop Suey, *Maggi*, 1 Port.	290	13,5	K
Fix & frisch für Gulasch, *Maggi*, 1 Port.	206	7,5	FK
Fix & frisch für Hackbraten, *Maggi*, 1 Port.	259	10,1	FK
Fix & frisch für Käsespätzle, *Maggi*, 1 Port.	462	13,8	FK
Fix & frisch für Lachs-Sahne-Gratin, *Maggi*, 1 Port.	625	50,7	EF
Fix & frisch für Lasagne, *Maggi*, 1 Port.	646	35,1	FK
Fix & frisch für Pfannen-Gyros, *Maggi*, 1 Port.	357	15,8	EF
Fix & frisch für Rouladen, *Maggi*, 1 Port.	292	8,1	E
Fix & frisch für Schweinebraten, *Maggi*, 1 Port.	248	14,1	EF

Lebensmittel (verzehrbarer Anteil)	Kilokalorien kcal	Fett g	Nährwert
Fix & frisch für Seelachs in Kräutersahne, *Maggi*, 1 Port.	527	35,7	EF
Fix & frisch für Spaghetti Napoli, *Maggi*, 1 Port.	351	5,3	K
Fix & frisch für ungarisches Gulasch, *Maggi*, 1 Port.	132	5,1	EK
Fix für Putengeschnetzeltes, *Knorr*, 1 Pkg.	200	12	FK
Fix für Sauerbraten, *Knorr*, 1 Pkg.	155	5	K
Fix für Schweinebraten, *Knorr*, 1 Pkg.	180	6	K
Fix für Spaghetti Bolognese, *Knorr*, 1 Pkg.	150	4	K
Fix für Würstchengulasch, *Knorr*, 1 Pkg.	145	7	K
Fix für Zucchinipfanne Toscana, *Knorr*, 1 Pkg.	155	4	K
Fladenbrot, Vollkorn	367	3	BK
Flädle, Suppeneinlage, *Bürger*	298	10,5	K
Flädlesuppe, *Knorr*, 1 Port.	53	1	FK
Flammkuchen, Käse-Lauch, TK, Bio, *Wagner*, 1/2 Flammkuchen	435	25,3	FK
Flammkuchen, Original, TK, *Wagner*, 1/2 Flammkuchen	368	21,6	FK
Fleckhering	217	16	F
Fleisch, s. einzelne Tierarten			
Fleischbrühe, gekörnt, 1/4 l	123	6,5	F
Fleischextrakt, 1 TL	15	1	EF
Fleischkäse	297	27,5	F
Fleischklößchen, in Tomatensoße, *Erasco*	106	7,5	FK
Fleischklößchen, TK, *Bofrost*	194	14	EF
Fleischklößchensuppe, *Maggi*, 1 Port.	49	1,1	K
Fleischpastete, i.D.	250	15	F
Fleischrotwurst, *Rasting*	242	18,8	F
Fleischsalat, *Du darfst*	202	17	F
Fleischsalat, *Weight Watchers*	142	9,8	EF
Fleischsalat, feiner, *Homann*	329	32,3	F
Fleischsalat, vegetarisch, *Vitaquell*	266	26	F
Fleischsalat mit Kräutern, *Nadler*	302	30	F
Fleischsalat mit Salatcreme, *Nadler*	306	30	F
Fleischsuppe, Instant, 1 Port.	15	1	F
Fleischsuppe, klar, *Maggi*, 1/ 4 l	13	0,8	F
Fleischtaschen, klassisch gerollt, *Bürger*	199	9,1	FK
Fleischwurst	296	28,5	F
Fleischwurst, fränkische, *Du darfst*	231	19	EF
Fliederbeeren	54	1,7	V
Fliederbeersaft, ungesüßt	38	*	
Florentiner, zartbitter, *Tekrum*	546	35	FK
Flunder	72	0,7	E
Flunder, geräuchert	110	1,9	E

Lebensmittel (verzehrbarer Anteil)	Kilokalorien kcal	Fett g	Nährwert
Flussbarsch	81	0,8	E
Flusskrebs	65	0,5	E
Flusskrebs, 1 St.	29	0,2	E
Foie gras, Gänseleber	131	4	F
Fondantwürfel, 1 St.	60	0	K
Fondor, Streuwürze, *Maggi*, 1/2 TL	5	0,1	
Forelle	102	2,7	E
Forelle, geräuchert	120	4	E
Framboise, 2 cl	65	0	
Frankfurter Kranz, 1 St.	446	23,5	FK
Frankfurter Würstchen, i.D.	272	24,4	F
Freiburger Vacherin	372	28	EF
French Dressing, *Kraft*, 30 ml	51	4	F
French Dressing, frisch, *Weight Watchers*	52	0,3	K
Friesenkrabben, Dose	92	2,5	E
Frikadelle, TK, *Bofrost*, 1 St., 75 g	178	11,8	EF
Frikadelle Unsere Beste, mit Senf, *Herta*, 1 St.	297	21	EF
Frischgemüse-Topf, *Erasco*	53	2,9	MV
Frischkäse, körniger	81	2,9	EF
Frischkäse fitline, natur, 0,2 % Fett, *Exquisa*	61	0,2	E
Frischkäse Joghurt natur, *Exquisa*	157	13	EF
Frischkäse Philadelphia, Doppelrahmstufe, Natur, *Kraft*	255	24,5	EF
Friséesalat	17	0,2	V
Frites Original, TK, *McCain*	141	4,5	FK
Froop, Frucht auf Joghurt, *Müller*, 1 Becher, i.D.	159	3,3	K
Froot Loops, *Kellogg's*, 1 Port. (30 g + 125 ml fettarme Milch)	174	3,5	K
Frosties, *Kellogg's*, 1 Port. (30 g + 125 ml fettarme Milch)	172	2,5	K
Frucht pur, Fruchtaufstrich, Aprikose, Bio, *Allos*	144	0,1	K
Frucht pur, Fruchtaufstrich, Erdbeere, Bio, *Allos*	137	0,2	K
Fruchtaufstrich, Aprikose, *Zentis*	223	0,2	K
Fruchtaufstrich, Erdbeer, *Du darfst*	144	0,2	K
Fruchtaufstrich, Pfirsich-Vanille, *Natreen*	85	0,1	K
Fruchtaufstrich, Pflaumenmus, *Natreen*	96	0,3	K
Fruchtaufstrich, Samt, Erdbeer, *Schwartau*	220	›1	K
Fruchtaufstrich, Waldfrucht, *Natreen*	83	0,6	K
Fruchtbonbon, 5 g	19	0	K
Fruchtbuttermilch, *Müller*, i.D.	63	0,5	E
Fruchtbuttermilch, *Weihenstephan*, i.D.	64	0,4	EK
Fruchtcocktail, Libbys Obstkonserven, *Nestlé*	72	0,1	K
Früchte-Amaranth-Müsli, Bio, *Alnatura*	331	4,5	K

Lebensmittel (verzehrbarer Anteil)	Kilokalorien kcal	Fett g	Nährwert
Früchtetraum, *Ehrmann*, i.D.	118	4	FK
Früchtetraum, Pfirsich-Maracuja, 0,1 % Fett, *Ehrmann*	86	0,1	EK
Früchte-Vollkorn-Müsli, *Kölln*	355	7,6	BK
Fruchtgummi, Fruitissimo, *Natreen*	197	0,2	K
Fruchtgummi, Phantasia, *Haribo*	342	0,1	K
Fruchtjoghurt, *Weihenstephan*, i.D.	101	2,8	EF
Fruchtjoghurt, Mertinger, *Zott*	98	3	EK
Fruchtkaltschale, Ananas-Maracuja, *Dr. Oetker*, 1 Port.	380	0	K
Frucht-Kefir, 1,5 % Fett	86	1	E
Frucht-Kefir, vollfett	99	3	EF
Fruchtkonfitüre, 1 TL, i.D.	27	+	K
Fruchtnektar, 0,2 l, i.D.	134	0	K
Fruchtprickler Exotic, *Granini*	27	‹0,2	K
Fruchtpudding, Ricotta-Limone, *Ehrmann*	94	2	K
Fruchtquark feinsahnig, *Exquisa*, i.D.	138	6,2	EF
Fruchtriegel Macadamia-Ananas, Bio, *Lubs*, 1 St.	141	5,6	FK
Fruchtriegel Schoko-Vanille, Bio, *Lubs*, 1 St.	162	7,8	FK
Fruchtsaft, s. a. einzelne Sorten			
Fruchtsaft, 0,2 l, i.D.	106	0,6	V
Fruchtsaft, gesüßt, 0,2 l, i.D.	101	0	K
Fruchtsaft, mit Süßstoff, 0,2 l, i.D.	44	0,2	
Fruchtsaftgetränk, Grapefruit, *Natreen*	18	0,1	K
Fruchtsaftlikör, 30 %, 2 cl, i.D.	47	0	K
Fruchtsalat mit Joghurt-Creme	104	3	KV
Fruchtsauce Amarenakirsche, Bio, *Allos*	161	0,3	K
Fruchtschnitte, Dattel-Orange, *Granovita*	375	9,8	K
Fruchtschnitte, Mango, Bio, *Allos*, 1 St.	169	7,6	K
Fruchtschnitte, Multi-, Bio, *Alnatura*, 1 St.	296	12	K
Fruchtschnitte, Orange, *Schneekoppe*, 1 St., 60 g	199	2,1	K
Fruchtschnitte, Sanddorn, *Schneekoppe*, 1 St., 60 g	196	2	K
Fruchtsirup, 1 EL, i.D.	43	0	K
Fruchtsoße Himbeer-Cranberry, Bio, *Alnatura*	124	0,3	K
Fruchtsoße Mango, Bio, *Alnatura*	94	0,4	K
Fruchtzucker, *Schneekoppe*	400	0	K
Fruchtzucker, 1 EL	60	0	K
Fruchtzucker, 1 TL	30	0	K
Fruchtzuckerbonbon, 1 St.	19	0	K
Fruchtzuckerschokolade, i.D.	553	36,1	FK

Lebensmittel (verzehrbarer Anteil)	Kilokalorien kcal	Fett g	Nährwert
Fruchtzwerge, *Danone*, 1 Becher, 50 g	53	1,5	K
Fruchtzwerge, weniger süß, *Danone*, 1 Becher, 50 g	49	1,5	K
Fruchtzwerge XXL, *Danone*, 1 Becher, 100 g	105	2,9	FK
Fructiv, Blutorange, *Müller*	32	+	K
Frühlingsquark, *Milram*	145	10	EF
Frühlingsquark, leicht, *Milram*	82	2,4	E
Frühlingsrolle, TK, 1 St., 150 g, i.D.	230	7	FK
Frühlingssuppe, süß-sauer, *Buss*	42	1	
Frühlingstopf, Minuto, *Birkel*, 1 Port.	212	8,4	K
Frühlingszwiebel	23	0,5	V
Frühstücksfleisch, i.D.	294	25,4	F
Frühstückskonfitüre, *Zentis*, i.D.	242	0,2	K
Frühstücksspeck, roh	697	77	F
Frühstücksspeck, gekocht	611	58	F
Frühstücksspeck, kross gebraten, ohne Fett	330	24	F
Fruit2day, *Schwartau*, i.D.	56	0	K
Fruit4Fresh, rote Früchte, *Granini*	37	0,2	K
Fruitmix, Obstsalat, *Chiquita*	43	0	V
Fruity Fruchtschnitte, rote Früchte, *Schwartau*, 1 Riegel	76	1,3	FK

Lebensmittel (verzehrbarer Anteil)	Kilokalorien kcal	Fett g	Nährwert
Frutin, 1 TL	20	0	
Frutti di Mare Tagliatelle, TK, *Frosta*	124	5,3	E
Fruttina Frucht-Dessert, Zitrone, *Dr. Oetker*	80	0	K
Fun Gums, *Haribo*	330	0,1	K
Fünf-Minuten-Terrine, Hühner-Nudeltopf, *Maggi*, 1 Port.	154	2,5	FK
Fünf-Minuten-Terrine, Kartoffelbrei mit Röstzwiebeln und Croûtons, *Maggi*, 1 Port.	259	11,6	F
Fünf-Minuten-Terrine, Nudeln in Rahmsoße, *Maggi*, 1 Port.	275	11,5	FK
Gala-Pudding, Bourbon-Vanille, *Dr. Oetker*, 1 Port.	131	2	K
Galetta, 1 Minuten Cremepudding Schokolade, *Dr. Oetker*, 1 Port.	152	2,7	K
Galetta, 1 Minuten Cremepudding Vanille-Geschmack, *Dr. Oetker*, 1 Port.	138	2,3	K
Gans	342	31	F
Gänsebrust, geräuchert	190	10	F
Gänseleber, frisch	131	4	EF
Gänseleberceme, 50 %, i.D.	400	40	F
Gänselebercreme, 50 %, 1 EL, i.D.	80	8	F
Gänseleberpastete	247	18	EF
Gänseleberterrine, 75 %, i.D.	600	60	F

Lebensmittel (verzehrbarer Anteil)	Kilokalorien kcal	Fett g	Nährwert
Gänseleberterrine, 75 %, 1 EL, i.D.	120	12	F
Gänseschmalz	896	99,5	F
Gänseschmalz, 1 EL	90	10	F
Garnele	87	1,4	E
Garnele, geschält, 1 St., 39 g	34	0,5	E
Garnelen, Tiefsee-, TK, *Eismann*	69	1	E
Gartengemüse, Vivactiv, TK, *Iglo*	39	0,5	V
Gartenmelde	20	0,3	V
Gebäck, s. einzelne Sorten, auch Diabetiker			
Gebackene Bohnen, *Erasco*	65	0,9	EK
Gebirgsenzian, 38 %, 2 cl	55	1	
Gebrannte Mandeln	600	55	FK
Geflügelbierschinken, *Wiesenhof*	172	12	EF
Geflügelbratwurst, *Herta*	132	8	EF
Geflügel-Consommé, *Lacroix*	27	1,8	
Geflügel-Fleischwurst, *Wiesenhof*	236	20	EF
Geflügelfond, *Lacroix*	9	0	
Geflügelfrikadelle, *Wiesenhof*	194	12	EF
Geflügelgelatine, 25 g	60	4	E
Geflügel-Gemüse-Frikadellen, Menüschale, *Sonnen Bassermann*	119	3,2	E
Geflügelleber-Pâté	247	18	EF
Geflügelleberwurst, *Du darfst*	262	22	F
Geflügelleberwurst, fein, *Gutfried*	244	20	EF
Geflügelmortadella, *Wiesenhof*	236	20	F
Geflügel-Nuggets, *Wiesenhof*	232	12	E
Geflügelpfanne Active, TK, *Eismann*	67	1,4	BK
Geflügel-Salami Classico, *Wiesenhof*	263	19	EF
Geflügelsalat, *Du darfst*	132	7	EF
Geflügelsalat, *Weight Watchers*	132	7	EF
Geflügelsalat, Hawaii, *Homann*	227	18	F
Geflügelsalat mit Ananas und Mandarinen, *Nadler*	210	17	F
Geflügelwiener, *Wiesenhof*	258	22	EF
Geflügelwurst, mager, 30 g, i.D.	32	1,4	E
Geflügelwürstchen, Saitling, *Meica*, 1 St.	70	5	EF
Geheimratskäse, 45 % Fett i. Tr.	326	25,4	EF
Geiß	149	7,9	E
Gekochte Klöße, 1 St., i.D.	88	0,5	K
Gelatine, Blatt-, *Dr. Oetker*, 10 g	35	0	E
Gelatine, gemahlen, *Dr. Oetker*	332	0	E
Gelbe Rüben	25	0,2	V
Gelbwurst, 30 g, i.D.	84	8,1	F
Gelbwurst, Puten-, *Höhenrainer*	162	12	F

Lebensmittel (verzehrbarer Anteil)	Kilokalorien kcal	Fett g	Nährwert
Gelee nach Hausfrauenart, *Schwartau*, i.D.	240	1	K
Gelees, Berries, *Haribo*	341	0	K
Gelfix 1 : 1, *Dr. Oetker*, 1 Pkg., 20 g	246	0,2	K
Gelfix 2 : 1, *Dr. Oetker*, 1 Pkg., 25 g	43	0,1	K
Gelier-Fruchtzucker 3 : 1, *Schneekoppe*	385	0	K
Gelierzucker Extra 2 : 1, *Dr. Oetker*	396	0	K
Gelin	0	0	
Gemischter Aufschnitt, Rohwurst, *Du darfst*	194	10	E
Gemüse in Weinaspik, *Zimbo*	59	1	E
Gemüsebouillon, *Knorr*, 1/4 l	9	<1	
Gemüsebrühe, klar, *Maggi*, 1/4 l	14	0,6	
Gemüsebrühe, natriumarm, Bio, zubereitet, *Cenovis*,	6	0,1	
Gemüsebrühe Würzl, hefefrei, Bio, *Bruno Fischer*	4	0,1	
Gemüse-Burger, Bio, *Alnatura*	148	2,8	BK
Gemüsecremesuppe mit Croûtons, Instant, *Knorr*, 1 Port.	93	4	FK
Gemüseeintopf, *Erasco*	34	0,8	MV
Gemüsegouda, 30 % Fett i. Tr., *Du darfst*	260	16	EF
Gemüse-Hefebrühe, natriumarm, zubereitet, *Vitam*	7	0,5	
Gemüsekonserve (außer Erbsen), i.D.	17	0,2	MV
Gemüsemaultaschen, vegetarisch, *Bürger*	166	1,7	K
Gemüsemischung Mexico, *Bonduelle*	70	1	K
Gemüse-Mix in Aspik, *Rasting*	44	0	
Gemüse-Nudel-Suppe, Bio, *Alnatura*	272	3	K
Gemüsepfanne, asiatisch, TK, *Frosta*	40	0,7	MV
Gemüse-Putentopf, *Erasco*	24	0,5	K
Gemüse-Putenwurst, *Du darfst*	103	3	E
Gemüseravioli, *Maggi*, 1 Dose, 300 g	243	4,2	FK
Gemüse-Reispfanne, TK, *Eismann*	81	0,5	K
Gemüsesaft	30	0	V
Gemüsesalat, *Vitaquell*	185	17	F
Gemüsestäbchen, TK, *Iglo*	188	8,1	FK
Gemüsesuppe, asiatisch, *Weight Watchers*	26	0,6	
Gemüsesuppe mit Schafskäse, *Erasco*	33	1,5	
Gemüse-Tortellini, Vollkorn, Bio, *Alnatura*	293	4,2	BK
Genever, 2 cl	65	0	
Géramont Feine Scheiben, natur, 60 % Fett i. Tr., *Bongrain*	371	33	EF
Géramont Fraîche, 64 % Fett i. Tr., *Bongrain*	344	32	F

Lebensmittel (verzehrbarer Anteil)	Kilo-kalorien kcal	Fett g	Nährwert
Géramont Le Snack, 60 % Fett i. Tr., *Bongrain*	347	31	F
Géramont leicht und Kräuter leicht, 39 % Fett i. Tr., *Bongrain*	232	16	EF
Géramont mit Joghurt, 45 % Fett i. Tr., *Bongrain*	268	20	EF
Germ, Bäcker-, 1 Würfel	33	0,5	V
Germknödel mit Mohnzuckermischung, TK, *Iglo*	276	4,4	K
Germknödel Powidl, FP, *Henglein*	232	2,7	K
Gerste, entspelzt, ganzes Korn	315	2,1	BK
Gerstengrütze	310	1,5	BK
Gerstengrütze, 1 EL	62	0,3	BK
Gerstenmehl, Vollkorn	348	1,9	BK
Geschnetzeltes Zürcher Art, *Erasco*	79	4	E
Geselchtes	315	28	F
Gewürzgurken, Bio, *Hengstenberg*	32	0,2	K
Gewürzgurken, *Kühne*	23	0,1	
Gewürzketchup, *Develey*	107	0,7	K
Gewürzmischung, 1 TL	3	+	
Giandor Milchschokolade mit Mandelcreme-Füllung	569	40	FK
Gin, 45 %, 2 cl	48	0	
Gin Fizz (5 cl Gin), 0,2 l	179	+	
Ginger Ale, *Schweppes*	37	0	K
Gin-Tonic (2 cl Gin), 0,2 l	140	0	
Giotto, *Ferrero*, 1 St.	26	1,9	FK
Gipfel (Hefeteig), 1 St.	140	10	FK
Glühwein, 0,2 l, i.D.	172	0	
Glutamat, 1 TL	10	0	E
Gnocchi, *Hilcona*, 1 Port.	220	2,8	K
Gnocchi, Bio, *Hilcona*, 1 Port.	220	4,9	K
Gnocchi, gefüllt mit Basilikumpesto, *Steinhaus*	168	3,5	K
Gnocchi di patate, gekühlt, *Buitoni*, 1 Port., 200 g	266	1	K
Goldbarsch	105	3,6	E
Golden Longs, TK, *McCain*	175	7	FK
Goldknusperfilets Goldback, TK, *Iglo*	189	7,7	FK
Goldmais, *Bonduelle*	72	1,9	KV
Goldmais, bunter Mix, *Bonduelle*	57	1,4	K
Goldmais, Texas-Mix, *Bonduelle*	76	1,5	K
Goldrom-Käse, 50 % Fett i. Tr.	361	30	F
Gorgonzola	360	31,2	F
Gorgonzola Eccellenza, *Galbani*	327	28,4	F
Götterspeise, *Dr. Oetker*, 1 Becher, i.D.	95	0	K
Götterspeise Himbeer, *Natreen*, 1 Port.	21	0	
Göttinger Wurst, i.D.	297	25,5	F
Gouda, 40 % Fett i. Tr., 30 g	90	6,7	EF
Gouda, 45 % Fett i. Tr., *Milram*	347	27	EF
Gouda, 48 % Fett i. Tr., *Hochland*	356	29	EF

Lebensmittel (verzehrbarer Anteil)	Kilokalorien kcal	Fett g	Nährwert
Gouda, mittelalt, *Weight Watchers*, 1 Scheibe	53	3,4	EF
Gouda Scheiben, 30 % Fett i. Tr., *Du darfst*	260	16	EF
Goulasch, s. Gulasch			
Gourmet-Aufschnitt, Salami & Lachsschinken, *Du darfst*	194	10	E
Gourmetleberwurst, Pute, *Höhenrainer*	369	35	F
Gourmet-Riegel Dattel-Orange, Bio, *Martin Evers*, 1 St.	101	2,7	K
Grahambrot	201	1	B
Grahambrot, 1 Scheibe, 40 g	80	0,4	B
Grammel	182	10	F
Gran Ragù Verdure, *Bernbacher*	134	9,9	F
Granadilla	63	0,4	V
Granatapfel	74	0,6	V
Granatapfelsaft, Bio, *Vitaborn*	65	0,5	V
Grand Dessert Grieß plus Sahne, *Ehrmann*	128	6	FK
Grand Dessert plus Sahne, Caffè Frappe, *Ehrmann*	118	4,8	K
Grand Dessert plus Sahne, Schoko, *Ehrmann*	123	4,9	K
Grand Marnier, 2 cl	64	0	
Granola, *De Beukelaer*, 1 St.	64	3,1	FK
Grapefruit	45	0,2	V
Grapefruit, 1 St., 250 g	113	0,5	V
Grapefruitsaft, gesüßt, 0,2 l	116	0,2	K
Grapefruitsaft, Trinkgenuss, *Granini*	41	<0,2	V
Grapefruitsaft, ungesüßt, 0,2 l	94	0,2	V
Graubrot	210	1	B
Graubrot, 1 Scheibe, 40 g	84	0,4	B
Graupen, Gersten-	338	1,4	EK
Graupen, Gersten-, 1 EL	68	0,3	EK
Graupentopf, westfälischer, *Buss*	49	1,4	K
Greyerzer, 45 % Fett i. Tr.	399	32,1	F
Greyerzer, 45 % Fett i. Tr., 20 g	80	6,4	F
Grieben	182	10	F
Griebenschmalz	920	99	F
Griechischer Hirtensalat, *Nadler*	118	6	F
Grieß	328	1	BK
Grieß, 1 EL	49	0,2	BK
Grießauflauf	108	5	K
Grießbrei, mit Milch, 1 Port.	310	11	FK
Grießbrei, süßes Tassendessert, FP, *Mondamin*, 1 Port.	225	3,5	K
Grießbrei nach klass. Art, *Dr. Oetker*, 1 Port.	189	3	K
Grießpudding, *Ehrmann*	110	4	K
Grießpudding, 0,1 % Fett, *Optiwell*, i.D.	65	0,1	K
Grießpudding, mit Zimt, *Landliebe*	133	5,7	FK

G

Lebensmittel (verzehrbarer Anteil)	Kilokalorien kcal	Fett g	Nährwert
Grießpudding mit Kirschsauce, *Müller*	121	2,3	K
Grießschnitte	174	6	FK
Grieß-Töpfli, classic, *Emmi*	152	7,5	K
Grießtraum, *Ehrmann*, i.D.	131	4,3	K
Grill-Bratwurst So leicht, *Hareico*	195	15	EF
Grillhaxe, TK, *Eismann*	150	7	EF
Grissini, glutenfrei, *Schär*	403	6,3	K
Grog, (4 cl Rum, 2 St. Zucker)	133	0	K
Grüne Bohnen extra fein, *Bonduelle*	21	0,2	BV
Grüne Bohnen mit Speck, TK, *Iglo*	62	4,1	BF
Grüne Nudeln, gekocht	109	0,4	K
Grüne Nudeln, roh	362	1,2	K
Grüne-Bohnen-Eintopf, *Buss*	52	2,4	BK
Grüne-Bohnentopf, *Sonnen Bassermann*	41	1,8	
Grünkern, 1 EL	65	0,5	BK
Grünkern-Gemüse-Bratling	144	6	B
Grünkohl	37	0,9	BV
Grünkohl, Dose, *Lipperland*	37	0,9	MV
Grünkohl, TK, *Iglo*	34	1,6	BV
Grützwurst, i.D.	210	11	F
Guacamole Dip, *Kattus*	81	8	FK
Guave	35	0,5	V
Guave, 1 St., 150 g	53	0,8	V
Gugelhupf, BM, *Dr. Oetker*, 1 St.	161	8,4	FK

Lebensmittel (verzehrbarer Anteil)	Kilokalorien kcal	Fett g	Nährwert
Guinness, GB, 1/2 Pint	94	0	
Guinness, Übersee, 0,33 l	216	0	
Gulasch, Rind, Dose	125	6	EF
Gulasch, Rind, TK	155	9	EF
Gulaschpfanne, TK, *Frosta*	93	2	EF
Gulaschsoße, zubereitet, *Maggi*, 1 Port., 60 ml	26	1,2	F
Gulaschsuppe, konzentr., *Knorr-Unox*, 1 Port.	136	8	EF
Gulaschsuppe, ungarische	40	2,8	F
Gulaschsuppe, ungarische, *Erasco*	55	3	EF
Gulaschtopf, feuriger, Minuto, *Birkel*, 1 Port.	200	1,9	K
Gummibären, *Haribo*	343	0,1	K
Gurke	12	0,2	V
Gurken, Honig-, *Kühne*	70	0,3	K
Gurkenhappen, schlesische, feinwürzig, *Kühne*	48	0,2	
Gurkenviertel Sticksi, *Hengstenberg*, i.D.	40	0,2	K
Gustin, *Dr. Oetker*	346	0,1	K
Gustin, *Dr. Oetker*, 1 TL	17	(0)	K
Gutsel, 1 St., i.D.	19	*	K
Gutsherrensalat, vegetarisch, *Vitaquell*	270	26	F
Gutsherrentopf, *Buss*	98	4,1	EK
Gutswurst, Pute, *Höhenrainer*	156	10	EF
Hackbällchen	251	16	EF

Lebensmittel (verzehrbarer Anteil)	Kilokalorien kcal	Fett g	Nährwert
Hackepeter	320	30	F
Hackfleisch, gemischt	221	16	EF
Hackfleisch, Rind	216	14	EF
Hacksteaks, Schalenmenü, *Erasco*	83	4,1	EF
Hafer-Crunchy, Bio, *Alnatura*	399	18,5	K
Hafer-Dinkel-Keks, Bio, *Alnatura*	439	16,4	FK
Haferfleks, Knusper-Honig, *Kölln*	385	4,6	BK
Haferfleks, Knusper-Schoko, *Kölln*	384	5,3	K
Haferfleks mit Kleie, prebiotisch, *Kölln*	330	7,4	BK
Haferflocken, fein, Bio, *Spielberger*	348	7	BK
Haferflocken, Instant, *Kölln*	350	6,7	BK
Haferflocken, Vollkorn, *Kölln*	339	6,4	BK
Hafergrütze	371	5,8	K
Haferkleieflocken, *Kölln*	310	7,4	BK
Haferkleieflocken, *Quickvital*	321	4,8	BK
Hafermehl, 1 EL	75	1,4	K
Hagebuttenmarmelade, 1 TL	30	0	K
Hähnchen frites, TK, *Bofrost*	213	10,7	EF
Hähnchen mit Gartengemüse, TK, *Iglo*, 1 Port.	363	6	EK
Hähnchen mit grünem Spargel, TK, *Iglo*, 1 Port.	449	12	EK
Hähnchenbrust, mit Haut	145	6,2	E
Hähnchenbrustfilet, paniert, TK, *Eismann*	127	1	E
Hähnchenbrustfilet, unpaniert, TK, *Eismann*	95	0,9	E
Hähnchenbrustfilet in Weinaspik, *Zimbo*	81	1	E
Hähnchen-Curry, TK, *Frosta*	98	2,2	EK
Hähnchenfilets Joghurt-Pfeffer, TK, *Iglo*, 1 Pkg.	283	5,8	E
Hähnchenfilets Kräuter der Provence, TK, *Iglo*, 1 Pkg.	293	8,7	E
Hähnchenfleisch	166	9,6	EF
Hähnchenflügel, gewürzt, *Wiesenhof*	182	12	EF
Hähnchenherzen	124	5,3	E
Hähnchenkeule mit Haut	174	11,2	EF
Hähnchenpfanne Italia, TK, *Apetito*	86	2	E
Hähnchenschenkel, *Wiesenhof*	190	14	E
Hähnchenschenkel, gewürzt, *Wiesenhof*	203	15	E
Hähnchenschnitte Art Cordon bleu, *Wiesenhof*	212	12	EF
Halbbitter-Kuvertüre	396	11	FK
Halbfettbutter, 39 % Fett, *Du darfst*	364	39	F
Halbfettmargarine	370	40	F
Halbfettmargarine, 39 % Fett, *Lätta*	370	39	F
Hallimasch	19	0,7	BM
Halwa	379	2	K

Lebensmittel (verzehrbarer Anteil)	Kilokalorien kcal	Fett g	Nährwert
Hammel, s. Lamm und Schaf			
Handkäse	126	0,7	E
Hanuta, *Ferrero*, 1 St.	116	6,9	FK
Hanuta Mini, *Ferrero*, 1 St.	57	3,4	FK
Hartweizen-Eiernudeln, No. 1, *Birkel*	355	2,5	EK
Hartweizennudeln Genuss pur, *3 Glocken*, i.D.	346	1,5	EK
Hartwurst, i.D.	550	35	F
Harzer Käse	126	0,7	E
Hase	113	3	E
Hasel-Nougat-Creme, Crunchy, *Granovita*	547	37	FK
Haselnusskerne, 4 St., 6 g	39	3,7	FV
Haselnüsse, gehackt, gemahlen, *Schwartau*	671	66,3	FV
Haselnuss-Krokant, *Schwartau*	452	13,9	FK
Haselnusskuchen, BM, 1 St.	228	11,6	FK
Haselnuss-Mandel-Nussschnitte, *Granovita*	516	34,7	F
Haselnussmus, 20 g	130	12,6	F
Haselnussöl, *Vitaquell*	819	91	FV
Hecht	82	0,9	E
Hefe, Bäcker-, 1 Würfel	33	0,5	V
Hefe, Bier-, 1 EL	35	0,6	V
Hefe, Bier-, Pulver, *Cenovis*, 1 EL	28	0,3	V
Hefe, Trocken-	16	0,3	
Hefe, Würzflocken, *Dr. Ritter*	300	5,5	MV
Hefeflocken, honigsüße, *Vitam*	375	7,2	KV
Hefeklöße für Dampfnudeln, *Henglein*	240	2,7	K
Hefe-Obstkuchenteig, FP, *Mondamin*, 1 Innenbeutel	1010	26	FK
Hefeteig, BM, zubereitet, *Dr. Oetker*	317	10	K
Hefezopf, 1 Scheibe	150	4	K
Heidelbeeren	37	0,6	BV
Heidelbeeren ohne Zucker, Dose	24	0,4	B
Heidelbeersaft, Bio, *Voelkel*	37	0,6	V
Heidetopf, Brotaufstrich, Bio, *Martin Evers*	818	87,5	F
Heilbutt, schwarz, geräuchert	223	17,1	EF
Heilbutt, weiß	96	1,7	E
Heiße Tasse, Champignoncreme, *Erasco*	50	2,6	FK
Heiße Tasse, Chinesische Gemüsesuppe, *Erasco*	28	0,3	K
Heiße Tasse, Rinderkraftbrühe-Consommé, *Erasco*	25	1,5	F
Heiße Tasse, Spanische Gemüsecreme, *Erasco*	39	0,8	K
Heiße Tasse Frühlingsgemüse, *Erasco*	41	0,4	
Heiße Tasse, Kartoffel-Lauch, *Erasco*	40	0,5	
Heiße Tasse, Sommergemüse, *Erasco*	38	0,5	

Lebensmittel (verzehrbarer Anteil)	Kilokalorien kcal	Fett g	Nährwert
Heiße Tasse, Strauchtomate, *Erasco*	49	0,4	
Heiße Tasse Aus aller Welt, *Erasco*, i.D.	48	1,2	K
Helle Soße, *Knorr*, 1/4 l	135	6	FK
Helle Soße, Instant, 4 EL	25	1	F
Hendl, gegart	189	9	EF
Henri, Weichkäsezubereitung, 60 % Fett i. Tr., *Bongrain*	327	29	F
Heringsbecher, *Homann*	251	22,2	EF
Heringsbecher, *Nadler*	336	32	F
Heringsfilet in Dillsauce, *Nadler*	304	28	F
Heringsfilet in Joghurtsauce, *Weight Watchers*, 1 Port.	229	14,4	E
Heringsfilet in Tomatensoße	204	15	F
Heringsmilch	109	2,8	E
Heringsrogen	131	3,1	E
Heringsröllchen, gegrillt, *Nadler*	134	10	EF
Heringssalat, roter, *Weight Watchers*	129	6,8	E
Heringssalat mit Roter Bete, *Nadler*	267	23	F
Heringsstip	239	21	F
Herrenpilze	34	0	MV
Herzmuschelfleisch	77	1	E
Hickorynuss	692	72	FV
Himbeere	33	0,3	BV
Himbeeren, TK, *Bofrost*	27	0,3	BV
Himbeer-Erdbeer-Sorbet, *Eismann*	129	0,5	K
Himbeergeist, 40 %, 2 cl	48	0	
Himbeergelee, 1 TL	24	+	K
Himbeerkonfitüre, 1 TL	25	+	K
Himbeersirup, 1 EL	53	0	K
Himbeerwasser, 2 EL Sirup, 0,2 l	106	0	K
Hippness crisp, Erdbeere & Himbeere, *Hipp*	405	13	FK
Hippness crisp, Flakes & Kokos, *Hipp*	424	15,2	FK
Hippness crisp, Früchte Spezial, *Hipp*	378	10	FK
Hippness crisp, rote Beeren, *Hipp*	397	9	K
Hippness crisp, Waldbeere, *Hipp*	377	5	K
Hirnwurst, 30 g, i.D.	84	8,1	F
Hirsch	112	3,3	E
Hirschbraten Gutsherrenart, TK, *Eismann*	89	3,1	E
Hirschbraten in Rahmsoße, TK, *Bofrost*	94	3,8	EF
Hirschgulasch in Wildsoße, TK, *Bofrost*	98	3,1	E
Hirse, 20 g	70	0,8	K
Hirseflocken	354	4	K
Hirsesuppe, Bio, zubereitet, *Heirler*	26	0,7	K
Hirsevollkornflocken	354	4	K
Hit, *Bahlsen*	492	24	FK
H-Milch, fettarm, 1,5 % Fett	47	1,5	EM
H-Milch, 3,5 % Fett	64	3,5	EM

Lebensmittel (verzehrbarer Anteil)	Kilo-kalorien kcal	Fett g	Nährwert
Hobbits, kernig, *Bahlsen*	463	20	FK
Hobelkäse, 50 % Fett i. Tr., 30 g	142	11,4	EF
Hochzeitssuppe, *Sonnen Bassermann*	37	1,4	F
Hochzeitssuppe, Lübecker, *Erasco*	34	1,8	F
Holländer-Scheibletten, *Kraft*	250	18	EF
Holler, schwarz	54	1,7	BV
Holunderbeeren, schwarz	54	1,7	BV
Holunderbeerensaft, 0,2 l	76	*	V
Holunderblüte, prickelnd, Bio, *Vitaborn*	35	+	K
Holunder-Kirsch-Fruchtaufstrich, Diät, *Schneekoppe*	172	0,6	K
Holzfällerschinken, *Herta*	227	15	EF
Holzfällertopf, *Buss*	72	2,8	EF
Honey Flakes, Bio, *Martin Evers*	376	0,7	K
Honey Loops, *Kellogg's*, 1 Port. (30 g + 125 ml fettarme Milch)	168	3	K
Honig, 1 EL	81	0	K
Honig, 20 g	65	0	K
Honig, 1 TL	41	0	K
Honig Poppies Amaranth, Bio, *Allos*	401	7,8	BK
Honig Poppies Hirse, Bio, *Allos*	381	4,1	K
Honigmelone	54	0,1	MV
Honigwaffeln, Bio, *Alnatura*	463	17,1	K
Hörnchen	152	3	FK
Hot Dog im Brötchen, *Zimbo*, 1 St.	319	19,8	FK
Hot Ketchup, *Kraft*, 1 Port.	16	0,1	K
Hot Wings, *Wiesenhof*	201	12	EF
Huhn, s.a. Hähnchen			
Huhn, Brat-	166	9,6	EF
Huhn, Leber	136	4,7	EF
Huhn, Magen	113	4,2	E
Huhn, Suppen-	257	20,3	EF
Huhn Toscana, FP, *Du darfst*	86	1	EK
Hühnerfett	900	100	F
Hühnerfrikassee, Schalenmenü, *Erasco*	100	3,1	E
Hühnerfrikassee, TK, Menü, *Bofrost*, 300 g	297	13,8	EF
Hühnerkraftbouillon, klare Suppen, *Knorr*, 1/4 l	14	<1	
Hühnerleber	136	4,7	EF
Hühner-Nudelsuppe, *Weight Watchers*	21	0,5	E
Hühner-Nudeltopf, *Erasco*	53	2,5	EK
Hühner-Nudeltopf, *Maggi*, 1 Dose	299	17,9	EK
Hühner-Reistopf, *Buss*	61	1,3	EK
Hühner-Reistopf, *Erasco*	56	2,1	K
Hühnersuppe, klar, *Maggi*, 250 ml	35	3,2	F
Hühnersuppe mit Nudeln, *Knorr*, 1 Port.	35	<1	
Hühnersuppe Shanghai, *Buss*	46	1,6	F

Lebensmittel (verzehrbarer Anteil)	Kilokalorien kcal	Fett g	Nährwert
Hühner-Suppentopf, *Buss*	49	1,5	E
Hülsenfrüchte, gekocht, i.D.	92	0,6	BE
Hülsenfrüchte, roh, i.D.	284	2,1	BE
Hummer	81	1,9	E
Hüttenkäse, Gervais, *Danone*	91	3,9	E
Hüttenschmaus Schinken-Makkaroni, *Knorr*, 1 Port.	322	11	FK
Hüttenschmaus Schwäbische Käsespätzle, *Knorr*, 1 Port.	290	8	FK
I love Milka, Diät, Nuss-Nougat-Pralinen, *Milka*	520	35	FK
I love Milka, Erdbeer, *Milka*	570	37,5	FK
I love Milka, Nuss-Nougat-Crème, *Milka*	545	33	FK
Illertaler, Emmentaler, 45 % Fett i. Tr., *Champignon*	373	29	F
Indian, s. a. Pute			
Indian	157	8,5	E
Ingwer, 10 g	6	+	MV
Ingwer-Fruchtriegel, Bio, *Lubs*, 1 St., 40 g	157	6,8	K
Ingwer-Miso-Brotaufstrich, Bio, *Vitam*	198	6,9	M
Ingwersirup, 1 EL	55	+	K
Ingwerstäbchen, Bio, *Alnatura*	257	0,4	K
Ingwerstäbchen, kandiert, *Naturata*	337	0,2	K
Ingwertoffee	390	0	K
Ingwer-Zitrone, prickelnd, Bio, *Vitaborn*	+	0,1	K
Innereien, s. einzelne Tierarten			
Innperle, 30 % Fett i. Tr., *Bauer*	225	16	E
Intermezzo, Schinken auf Sauerrahm, TK, *Dr. Oetker*, 1 St., i.D.	289	15,1	FK
Italia-Mix, *Hensel*	293	2,2	BE
Italienische Gemüsesuppe, *Weight Watchers*	25	0,3	
Italienisches Pfannengemüse, TK, *Iglo*	35	0,6	MV
Jackfrucht	70	0,5	BM
Jacobsmuschelfleisch	63	0,1	E
Jagdwurst, rheinische, *Rasting*	257	21,9	EF
Jägerklößchen, TK, *Eismann*	121	7,4	F
Jägersoße, Basis-Soßen, *Knorr*, 1/4 l	85	3,5	K
Jägersoße, Delikatess, *Maggi*, 1 Port., 60 ml	29	1,5	F
Jamaicapflaume	59	0,5	MV
Jambuse	31	0,3	MV
Japanische Mispel	40	0,2	M
Japanische Pflaume	49	0,2	MV
Jausenschinken, *Herta*	267	15	EF
JoBu-Drink, *Meggle*, 1 Pkg., i.D.	234	5,6	EK
Jogger-Gums, *Katjes*	333	0,2	K
Joghurt, s. a. Produktnamen			
Joghurt, Magerstufe, 150 g	48	0,2	E
Joghurt, Magerstufe, mit Frucht, 150 g	114	0,2	E

Lebensmittel (verzehrbarer Anteil)	Kilokalorien kcal	Fett g	Nährwert
Joghurt, fettarm, 1,5 % Fett, 150 g	66	2,3	E
Joghurt, fettarm, 1,5 % Fett, mit Frucht, 150 g	117	2	EK
Joghurt, 3,5 % Fett, 150 g	92	5,3	EF
Joghurt, 3,5 % Fett, mit Frucht, 150 g	141	4,7	EF
Joghurt, Sahne-, 10 % Fett, 150 g	177	15	F
Joghurt, Sahne-, 10 % Fett, mit Frucht, 150 g	216	13,1	FK
Joghurt, Diät, 0,1 % Fett, *Onken*, i.D.	51	0,1	K
Joghurt, Frucht-, *Onken*, i.D.	104	2,7	K
Joghurt, Frucht-, *Optiwell*, i.D.	48	0,1	K
Joghurt, Mocca, *Zott*, 1 Becher	150	4,1	K
Joghurt, natur, 3,8 % Fett, *Landliebe*	81	3,9	EF
Joghurt, Pfirsich, *Weight Watchers*	62	0,1	K
Joghurt, Sahne-, Mertinger, *Zott*	137	8,3	FK
Joghurt, Schlemmer-, *Müller*, 1 Becher, i.D.	161	4,1	FK
Joghurt, Starfrucht, *Zott*, 1 Becher, i.D.	188	5	K
Joghurt, Vollkorn-, Kirsche, *Onken*	113	2,9	FK
Joghurt für Kinder, *Danone*, i.D.	104	2,9	K
Joghurt mild, fettarm	48	1,5	E
Joghurt mit Buttermilch, *Müller*, i.D.	89	0,9	EK
Joghurt mit der Ecke, Knusper-, *Müller*, 1 Becher, i.D.	209	7,4	FK
Joghurt mit der Ecke, Schlemmer-, *Müller*, 1 Becher, i.D.	161	4,1	FK
Joghurt mit echter Vanille, *Landliebe*	107	3	EK
Joghurtaufstrich Paprika-Gurke, Bio, *Zwergenwiese*	82	4,1	F
Joghurtaufstrich Tomate-Basilikum, Bio, *Zwergenwiese*	168	13,9	F
Joghurtbutter, *Landliebe*	632	69	F
Joghurtbutter, *Meggle*	596	65	F
Joghurtdressing, *Weight Watchers*	49	0,1	K
Joghurt-Müsli, Erdbeer, *Kölln*	377	10,8	BK
Joghurt-Reiswaffel, Bio, *Alnatura*	511	25,6	K
Joghurt-Salatdressing, *Develey*	209	19,7	F
Joghurtschnitte, TK, *Natreen*, i.D.	126	1,4	K
Joghurtschokolade, *Ritter Sport*	569	38	FK
Joghurt-Waldfrucht-Eis, *Weight Watchers*, 1 St.	84	1,1	K
Jogolé, Genießer-Molke, 0,1 % Fett, *Zott*, 1 Becher	198	0,3	K
Jogolé Fruchtjoghurt, 0,1 % Fett, *Zott*, 150 g, i.D.	104	0,2	K
Johannisbeeren, rot	33	0,2	BV

Lebensmittel (verzehrbarer Anteil)	Kilokalorien kcal	Fett g	Nährwert
Johannisbeeren, schwarz	39	0,2	BV
Johannisbeeren, weiß	30	+	BV
Johannisbeergelee, 1 TL	25	+	K
Johannisbeerkonfitüre, 1 TL	26	+	K
Johannisbeerlikör (Cassis), 2 cl	65	0	
Johannisbeernektar, rot, 0,2 l	122	+	V
Johannisbeernektar, schwarz, 0,2 l	128	+	V
Johannisbeersirup, schwarzer, trinkfertig, Verdünnung 1 : 5	53	0,1	K
Johannisbeersüßmost, 0,2 l	120	0	
Johannisbeerwein, 0,25 l	177	0	
Kaba, *Kraftfoods*, 1 TL	20	0,2	K
Kaba, zubereitet (0,25 l Milch + 20 g Pulver), *Kraftfoods*	365	3	FK
Kabeljau	76	0,6	E
Kaffee	0	0	
Kaffeelikör, 26,5 %, 2 cl	36	0	
Kaffeesahne, 10 % Fett, *Zott*	118	10	F
Kaffeeweißer, Coffee-mate, *Nestlé*, 1 TL	23	0,8	FK
Kaiserjagdwurst, Konserve	218	16,8	EF
Kaiserschmarrn, FP, *Mondamin*, 1 Port. (mit fettarmer Milch + 10 g Butter)	355	10	FK
Kakaopulver, 1 EL	51	3,7	F

Lebensmittel (verzehrbarer Anteil)	Kilokalorien kcal	Fett g	Nährwert
Kakaotrunk, Instant, mit Magermilch, 0,2 l	104	0,6	K
Kaki, mittelgroß, 1 St., 250 g	180	0,8	V
Kaktus, Eiscreme, *Schöller*, 1 St.	56	1,4	K
Kaktusfeige, 1 St., 100 g	38	0,7	MV
Kalbfleisch, Bauch, Flanke	209	16	EF
Kalbfleisch, Brust	131	6,3	EF
Kalbfleisch, Bug, Schulter	107	2,6	E
Kalbfleisch, Filet	95	1,4	E
Kalbfleisch, Hals, Halsgrat	109	2,7	E
Kalbfleisch, Keule, Schlegel	97	1,6	E
Kalbsbratwurst, i.D.	272	27	F
Kalbsbries	99	3,4	E
Kalbshaxe	98	1,6	E
Kalbsherz	114	5,1	EF
Kalbshirn	111	7,6	F
Kalbskäse	276	25	F
Kalbskopf	150	1,4	E
Kalbskotelett	112	3,1	E
Kalbsleber	130	4,1	E
Kalbsleberwurst	316	27	EF
Kalbslunge	90	2,2	E
Kalbsmilz	100	3	E
Kalbsniere	128	6,4	EF
Kalbsschnitzel	99	1,8	E
Kalbsschweser	108	1,5	E
Kalbssteak	105	2,6	E
Kalbszunge	128	6,2	EF
Kaldaunen, gegart	98	3,7	EF
Kalte Ente, 0,2 l	158	+	

Lebensmittel (verzehrbarer Anteil)	Kilokalorien kcal	Fett g	Nährwert
Kamtschatkakrabbe, TK oder Dose	92	2	E
Kandiszucker, 1 TL	24	0	K
Kandiszucker, 1 kl. Würfel, 2 g	8	0	K
Kaninchen	152	7,6	EF
Kapern, eingelegt, *Hengstenberg*	25	0,6	
Kapstachelbeere	72	1,1	MV
Karambole	24	0,5	V
Karamell Riesen, *Storck*, 1 St.	40	1,7	FK
Karamellen, Milch-, 1 St.	20	0,3	K
Karfiol	22	0,3	MV
Karotte	25	0,2	MV
Karotte, Dose	14	0,3	B
Karotten, TK, Bio, *Frosta*	28	0,3	MV
Karottensaft, rein, Bio, *Hipp*	27	0,1	V
Karottensalat, Bio, *Hengstenberg*	39	0,3	V
Karottensalat, *Vitaquell*	229	17	V
Karpfen	115	4,8	EF
Kartoffel	70	0,1	KV
Kartoffel mal anders, Käse, *Unox*	211	21	F
Kartoffel mal anders, Kräuter-Knoblauch, *Unox*	192	19	F
Kartoffel mal anders, Lauch-Sahne, *Unox*	169	16	F
Kartoffelbrei, s. Kartoffelpüree			
Kartoffelchips	539	39,4	FK
Kartoffelchips, 50 g	270	19,7	FK

Lebensmittel (verzehrbarer Anteil)	Kilokalorien kcal	Fett g	Nährwert
Kartoffelcreme Steakhouse, *Nadler*	238	22	F
Kartoffelcremesuppe, *Erasco*	88	6,7	FK
Kartoffeleintopf, Würstchen-Lunch, *Meica*, 1 Pkg.	427	25,8	FK
Kartoffel-Gemüse-Suppe	60	2	BV
Kartoffelherzen	197	9	F
Kartoffelklöße, gekochte, FP, 1 St., i.D.	88	0,5	K
Kartoffelkloßteig, fränkisch halb und halb, FP, *Henglein*	99	0,1	K
Kartoffelkloßteig, rohe, FP, *Henglein*	99	0,1	K
Kartoffelknödel, bayerische, 1 Port.	172	0,8	K
Kartoffelknödel, halb & halb, im Kochbeutel, *Pfanni*, 1 Port., 2 St.	222	1	K
Kartoffelknödel, rohe, im Kochbeutel, *Pfanni*, 1 Port., 2 St.	214	1	K
Kartoffel-Lauch-Suppe, Bio, *Alnatura*	325	6,9	K
Kartoffelmehl	336	0,1	K
Kartoffelnudel-Bandnudeln, *Birkel*	350	2	EK
Kartoffelpuffer, TK, *McCain*	116	2	K
Kartoffelpufferteig, FP, *Pfanni*	75	1	K
Kartoffelpüree, *Maggi*, 200 g	130	2	K

Lebensmittel (verzehrbarer Anteil)	Kilokalorien kcal	Fett g	Nährwert
Kartoffelpüree, das Komplette mit Milch, FP, *Pfanni*, 1 Port.	115	2	K
Kartoffelpüree, das Kräftige, FP, *Pfanni*, 1 Port. (mit Vollmilch)	120	2	K
Kartoffelpüree, das Lockere, FP, *Pfanni*, 1 Port. (mit Vollmilch)	115	2	K
Kartoffelsalat, 250 g	210	6	FK
Kartoffelsalat, mit Ei und Frikadellen, *Weight Watchers*, 1 Port.	275	10,9	EK
Kartoffelsalat mit Ei und Gurke, *Nadler*	182	8	FK
Kartoffelsalat mit Essig und Öl, *Hengstenberg*	78	2,1	FK
Kartoffelsalat mit Joghurt, *Nadler*	123	7	FK
Kartoffelscheiben, TK, *Eismann*	128	4	K
Kartoffelschnaps, 40 %, 2 cl	44	0	
Kartoffel-Spinat-Auflauf, TK, *Eismann*	89	4,5	K
Kartoffelstärkemehl	336	0,1	K
Kartoffelstärkemehl, 1 EL	50	(0)	K
Kartoffelstärkemehl, 1 TL	25	(0)	K
Kartoffelsuppe, mit Kresse, *Knorr*	99	3	FK
Kartoffelsuppe mit Cocktailwürstchen, *Buss*	66	2,9	FK
Kartoffeltopf, Minuto, *Birkel*, 1 Port.	205	9,6	K
Kaschunuss	569	42	FV

Lebensmittel (verzehrbarer Anteil)	Kilokalorien kcal	Fett g	Nährwert
Käse, s. einzelne Sorten			
Käseaufschnitt, 16 % Fett absolut, *Weight Watchers*, 1 Scheibe	50	3,2	EF
Käsefondue	253	19,7	EF
Käsegebäck, Gouda, Bio, *Alnatura*	526	32,4	FK
Käsekrainer, *Höhenrainer*	205	15	EF
Käsekuchen, i.D.	230	8	FK
Käsekuchen, BM, *Dr. Oetker*	368	0,4	K
Käsekuchen, TK, *Eismann*, 1 St.	284	13,9	FK
Käsekuchenhilfe, FP, *Dr. Oetker*	219	7,3	K
Käse-Nudeltopf, Minuto, *Birkel*, 1 Port.	325	15,1	K
Käseraspel, 30 % Fett i. Tr., *Du darfst*	269	17	EF
Käse-Sahnetorte, TK, *Eismann*	265	11,4	FK
Käse-Sahne-Torte, TK, *Coppenrath & Wiese*	252	13,3	FK
Käsesalami, i.D.	350	30	F
Käsespätzle Allgäuer Art, *Bürger*, 1 Pkg.	900	51,2	FK
Käsetoast mit Schinken und Ananas	257	14,8	F
Käse-Wiener, *Wiesenhof*	262	22	EF
Kasseler	151	7,5	EF
Kasseler auf Weinsauerkraut, TK, *Bofrost*	95	5	E
Kasseler Schulterbraten, *Du darfst*, 1 Port.	232	8	EK
Kastanie, s. Esskastanie			

Lebensmittel (verzehrbarer Anteil)	Kilokalorien kcal	Fett g	Nährwert
Katenrauchschinken	232	30	EF
Katenrauchwurst	365	32,1	EF
Katenschinkenwürfel, *Zimbo*	251	17	EF
Katenspeck	433	39	F
Katfisch	81	2	E
Katfisch, geräuchert	124	3,6	E
Katzenpfötchen, *Katjes*	341	0,2	K
Katzenzungen, Vollmilch, *Waldbaur*	543	32,5	EF
Kaugummi, 1 Streifen	10	0	K
Kau-Kritzen	408	4,6	FK
Kaviar, deutsch, 30 g	35	2	E
Kaviar, russisch, 30 g	73	4,7	EF
Kaviar-Creme, *Abba*	400	33	EF
Kefe	59	0,2	V
Kefir, 1,5 % Fett, 1 Becher	70	2	E
Kefir, fettarm, *Müller*	49	1,5	E
Kefir, 3,5 % Fett, 1 Becher	305	17,5	EF
Kefir, Vollmilch, 250 g	153	8,8	EF
Kefir, Sahne, 150 g	155	8,6	EF
Keimöl	899	99,9	F
Keimöl, 1 EL	90	10	F
Keimöl, 1 TL	45	5	F
Kerbel, 1 EL	2	+	V
Kerbelcremesuppe, FP, 1 Port.	70	2	
Kernfett	900	100	F
Ketakaviar, 30 g	31	0,8	E
Ketalachs	202	13,6	EF
Ketchup, s. a. einzelne Sorten			
Ketchup	104	0,1	K
Ketchup, 1 EL	26	+	K
Ketchup & Mayonnaise Rot-Weiß, *Thomy*	541	40,3	FK
Kichererbsen, 1 Port., 60 g roh	184	3,5	BE
Kidneybohnen, 1 Port., 60 g roh	151	0,8	BE
Kidneybohnen, *Bonduelle*	102	0,7	EK
Kieler Sprotten	217	15,8	EF
Kinderbueno, *Ferrero*, 1 St.	123	8,1	FK
Kinder-Country, *Ferrero*, 1 St.	130	7,9	FK
Kinder Happy Hippo Cacao, *Ferrero*, 1 St.	119	7,9	FK
Kinderketchup, Bio, *Zwergenwiese*	125	0,3	K
Kinder Maxi King, *Ferrero*, 1 St.	177	12,8	FK
Kinder Pingui Schoko, *Ferrero*, 1 St.	134	8,8	FK
Kinder-Riegel, *Ferrero*, 1 St.	118	7,3	FK
Kinder Schoko-Bons, *Ferrero*, 1 St.	33	2,1	FK
Kinder Schokolade, *Ferrero*, 1 St.	70	4,2	FK
Kinder Überraschung, *Ferrero*, 1 St.	112	7,1	FK
King Crab (TK und Dose)	92	2	E
Kipfel, 1 St.	140	10	FK
Kipferl, *Bahlsen*	535	32	FK
Kir Royal	86	0	
Kirschen, sauer	53	0,5	MV
Kirschen, sauer, Konserve	83	0,2	K
Kirschen, süß	63	0,3	MV

Lebensmittel (verzehrbarer Anteil)	Kilokalorien kcal	Fett g	Nährwert
Kirschen, süß, Konserve	56	0,2	K
Kirschkonfitüre, 1 TL	25	+	K
Kirschli-Kuchen, BM, *Dr. Oetker*, 1 St.	284	14,9	FK
Kirsch-Mandel, prickelnd, Bio, *Vitaborn*	38	0,1	K
Kirschnektar	61	0,1	K
Kirschsaft, 0,2 l	110	0	V
Kirschsirup, trinkfertig, Verdünnung 1 : 5	53	0,1	K
Kirschwasser, 40 %, 2 cl	48	0	
KitKat, *Nestlé*, 1 Riegel	228	11,7	FK
KitKat, Mini, *Nestlé*, 1 Riegel	85	4,3	FK
KitKat Chunky, *Nestlé*, 1 Riegel	259	13,5	FK
Kitz	110	2,5	E
Kiwi, 1 St., 80 g	40	0,5	V
Klare Gemüsebrühe, *Cenovis*, 1 Würfel	30	2	
Klare Hefebrühe, 1 Port., i.D.	23	+	V
Klare Markklößchensuppe, *Erasco*	53	3,2	F
Klarer Schnaps, 32 %, 2 cl	36	0	
Klarer Schnaps, 38 %, 2 cl	42	0	
Kleiebrot	207	1,5	B
Kleingebäck, gemischt	515	26,7	FK
Kletzenbrot	289	8,6	B
Klippfisch	185	0,7	E
Kluftsteak	222	14,1	EF
Knäckebrot, 1 Scheibe, 10 g, i.D.	32	0,2	BK
Knäckebrot, Delikatess, Bio, *Alnatura*	314	1,7	K
Knacki Geflügel, *Herta*, 1 St., 33 g	87	7,3	F
Knacki Original, *Herta*, 1 St., 35 g	109	10,2	F
Knackwurst, i.D.	300	28	F
Knisterbrot, Vollkorn, *3 Pauly*, 1 Scheibe, 10 g	32	0,4	K
Knoblauch, 1 Zehe	4	+	MV
Knoblauchsauce, *Kühne*	377	36	F
Knoblauchwurst, *Herta*, 40 g	182	16	F
Knödel, halb & halb (Pulver), zubereitet, *Maggi*	87	0,1	K
Knödel, rohe, im Kochbeutel, *Pfanni*, 1 Port., 2 St.	214	1	K
Knödel, Semmel-, selbstgemacht, 1 St.	139	6,5	K
Knödel, Speck-, im Kochbeutel, *Pfanni*, 1 Port., 2 St.	298	13	FK
Knödelbrot	250	1,7	K
Knödelteig, halb und halb, FP, *Pfanni*, 1 Port., 2 St.	158	1	K
Knöpfle, FP, *Henglein*	161	3,1	K
Knoppers, *Storck*, 1 St.	132	8	FK
Knusperbrot Leicht & Cross, Roggen, *Griesson*, 1 St.	25	0,2	BK
Knusperbrot Leicht & Cross, Weizen, *Griesson*, 1 St.	27	0,3	K

Lebensmittel (verzehrbarer Anteil)	Kilokalorien kcal	Fett g	Nährwert
Knusperbrot Reis & Mais, mit Meersalz, Bio, *Byodo*	358	1,4	K
Knusperfilets Kentucky Style, TK, *Bofrost*	187	7,4	EK
Knusperflakes-Schokolade, *Ritter Sport*	525	29	FK
Knuspermüsli, aktiv, *Kellogg's*, 1 Port. (45 g + 125 ml fettarme Milch)	271	12	FK
Knuspermüsli Klassik, *Kölln*	435	15,2	FK
Knuspermüsli Schoko Krokant, *Kölln*	443	17,2	FK
Knuspermüsli Vitalis, *Dr. Oetker*, 1 Port. (40 g + 60 ml fettarme Milch)	196	6,9	FK
Knusperriegel Cappuccino, Diät, *Schneekoppe*, 1 St.	139	9	FK
Knusper-Sterne, *Wiesenhof*	237	13	EF
Kochkäse, Magerstufe, 10 % Fett i. Tr.	101	3	E
Kochkäse, 40 % Fett i. Tr.	187	13,9	EF
Kochsalami, Puten-, *Höhenrainer*	201	15	F
Kochschinken, 20 g	25	0,7	E
Kochschinken, geräuchert, *Rügenwalder Mühle*	120	4	E
Kochschinken, zarter, *Rügenwalder Mühle*	107	3	E
Kochschokolade	496	26	FK
Kohl (Wirsing)	25	0,4	BV
Köhler (Seelachs)	81	0,9	E
Kohlrabi	24	0,1	MV
Kohlrabi, Rahm-, TK, *Iglo*	63	3,3	FM
Kohlrouladen, Menüschale, *Erasco*, 1 Port.	281	18,8	EF
Kohlrouladen, TK, *Eismann*, 1 Port.	222	15	EF
Kohlrübe	34	0,2	MV
Kohlsprossen	36	0,3	BV
Kohlsuppe, klassisch, *Erasco*	320	0,6	K
Kokosfett	894	99	F
Kokosfett, 1 EL	89	9,9	F
Kokosflocken	467	20	F
Kokosflockenkonfekt, 1 St.	70	3	FK
Kokos-Knusper-Gebäck	450	20	FK
Kokosmilch, cremig, *Bamboo Garden*	171	17	F
Kokosnuss	363	36,5	F
Kokosraspel	606	62	BF
Kokos-Traum-Riegel, Diät, *Schneekoppe*, 1 St.	118	8,5	FK
Kokos-Zwieback, *Brandt*	420	12	FK
Kölln Zauberfleks, Honig, *Kölln*	389	4,4	K
Kommissbrot, 1 Scheibe, 40 g	84	0,3	B
Kompott, *Natreen*, i.D.	44	0,1	KV
Kondensmilch, 4 % Fett	111	4	
Kondensmilch, 4 % Fett, 1 TL	6	0,2	
Kondensmilch, 7,5 % Fett	132	7,6	F

Lebensmittel (verzehrbarer Anteil)	Kilokalorien kcal	Fett g	Nährwert
Kondensmilch, 7,5 % Fett, 1 TL	7	0,4	F
Kondensmilch, 10 % Fett	123	10,5	F
Kondensmilch, 10 % Fett, 1 Tassenpkg.	10	0,8	F
Kondensmilch, 10 % Fett, 1 TL	6	0,5	F
Kondensmilch, 12 % Fett, 1 TL	9	1	F
Kondensmilch, 15 % Fett	265	15,1	F
Kondensmilch, 15 % Fett, 1 TL	13	0,8	F
Kondensmilch, gezuckert	320	8,8	K
Kondensmilch, gezuckert, 1 TL	16	0,4	K
Konfitüre, Diät-, *Zentis*, i.D.	120	0,2	K
Konfitüre, Diät, Pflaume, *Schwartau*	217	0,1	K
Konfitüre Extra, *Landliebe*, i.D.	229	0,2	K
Konfitüre Extra, *Schwartau*, i.D.	252	+	K
Konfitüre Extra, *Zentis*, 1 TL, i.D.	25	+	K
Konfitüre/Gelee Extra, *Natreen*, i.D.	127	0,1	K
Königsberger Klopse, *Du darfst*	104	4	EF
Königsberger Klopse, FP, *Erasco*	147	11,3	F
Königsberger Klopse, Menüschale, *Sonnen Bassermann*	138	7,3	FK
Königsberger Klopse, TK, *Eismann*	142	10,5	F

Lebensmittel (verzehrbarer Anteil)	Kilokalorien kcal	Fett g	Nährwert
Königsberger Marzipan, 1 St., 10 g	45	3	FK
Kopfsalat	12	0,2	V
Korinthen	259	*	BK
Korkzieher, Hartweizennudeln, gekocht, *3 Glocken*, 30 g roh	104	0,5	EK
Korn, 32 %, 2 cl	36	0	
Korn-Cracker, *Quickvital*	359	3	BK
Korneck, *Kamps*, 1 St.	403	18,7	BK
Kornfranck, Landkaffee, *Tartex*, 1 Tasse	4	0	
Krabben, ausgelöst	87	1,4	E
Krabben, Luxus, TK, *Bofrost*	63	0,8	E
Krabbensalat, *Du darfst*	148	10	F
Krabbensalat, *Weight Watchers*	95	4,5	E
Krabbensalat mit Mayonnaise, i.D.	300	40	F
Kräcker, glutenfrei, *3 Pauly*	470	22	FK
Kraftklotz, Vollkornbrot, *Lieken Urkorn*	190	1,5	BM
Krakauer, i.D.	299	26,5	EF
Krakauer, Geflügel-, i.D.	150	10	F
Krammetsvögel	111	10	EF
Krapfen, 1 St., ca. 65 g	304	11	FK
Kraut, Rot-	21	0,2	BV
Kräuter, 1 EL	2	+	MV
Kräuterbutter original, *Meggle*	579	62	F
Kräuteressig, *Hengstenberg*	17	0	
Kräuter-Frischkäse, 60 % Fett i. Tr., *Bresso*	240	22	F

Lebensmittel (verzehrbarer Anteil)	Kilokalorien kcal	Fett g	Nährwert
Kräuter-Frischkäse Balance, 15 % Fett, *Bresso*	186	15	E
Kräuter-Frischkäse Der Sahnige, *Exquisa*	233	22	F
Kräuter-Käse-Soße, TP, *Knorr*, 1/4 l	215	14	FK
Kräuterlikör, 2 cl, i.D.	50	0	
Kräuterlinge, *Knorr*, i.D.	212	7,3	FK
Kräuterpastete, vegetabile, Bio, *Tartex*, 25 g	49	4	F
Kräuterquark, leicht, Gervais, *Danone*	77	2,2	E
Kräuterquark, original, Gervais, *Danone*	116	7,2	EF
Kräuterquark, pikant, Gervais, *Danone*	116	7,4	EF
Kräuter-Salat-Sauce, NaturPur, Bio, *Maggi*, 1 Port., 28 ml	77	7,6	F
Kräutertee	0	0	
Krautsalat, bayerischer, *Nadler*	118	6	BV
Krautschupfnudeln, *Bürger*, 1 Pkg.	636	26	FK
Krebsfleisch, Dose	87	1,7	E
Kren	63	0,3	BV
Kren, gerieben, 1 TL	6	+	V
Kreppel, 1 St., ca. 65 g	304	11	FK
Kresse	33	0,7	MV
Kresse, 1 Kästchen, 25 g	8	0,2	MV
Krimsekt, halbtrocken	83	0	
Krimsekt, süß	95	0	
Kroepoek	530	26	FK
Krokant, i.D.	451	12,3	FK
Kroketten, TK, *McCain*	207	9	FK
Kronsbeeren	35	0,5	MV
Kronsild	116	3,9	
Krumbach Naturell, Bio, Orange	11	0,1	
Kuchenglasur, *Schwartau*, i.D.	612	44,5	FK
Kukuruz	86	1,2	
Kullerpfirsich, 0,2 l	200	0	
Kulturheidelbeeren	37	0,6	BM
Kümmelkäs, 45 % Fett i. Tr., *Striegistaler Zwerge*	287	22	EF
Kümmellikör, 2 cl	50	0	
Kümmelschnaps, 32 %, 2 cl	40	0	
Kümmelstange	465	23,9	FK
Kumquat	64	0,3	MV
Kumquat, 1 St., 10 g	6	+	MV
Kumquat, eingelegt	94	0,3	K
Kürbis	26	0,1	MV
Kürbis, *Kühne*	90	0,1	K
Kürbis, süß-sauer	50	0	K
Kürbiskernbrötchen, *Kamps*, 1 St.	335	13,8	BK
Kürbiskerne, 20 g	112	9,1	F
Kürbiskernöl, *Vitaquell*	819	91	FV
Kürbiskernöl, *Vitaquell*, 1 EL	82	9,1	FV
Kürbis-Schoko-Knabberlinge, Bio, *Allos*	597	45,5	FK
Kutteln, Kalbs-	134	8,3	EF
Kuvertüre, Vollmilch, *Schwartau*	552	34,6	FK
Kuvertüre, zartbitter, *Schwartau*	518	33,9	FK
Labskaus, Hanseaten-, *Buss*	101	5,3	EK

Lebensmittel (verzehrbarer Anteil)	Kilo-kalorien kcal	Fett g	Nährwert
Lachs, geräuchert	289	19,4	EF
Lachs (Salm)	202	13,6	EF
Lachs Delice di Mar, TK, *Frosta*	245	14,6	FK
Lachs in Öl	271	22,8	EF
Lachsersatz (Seelachs) in Öl	150	8	EF
Lachsfilet, TK, *Bofrost*	202	13,6	EF
Lachsschinken, Pute, *Höhenrainer*	116	2	E
Lakritz-Konfekt, *Haribo*	362	6	K
Lakritz-Stückchen, Diät, *Schneekoppe*	212	0,2	K
Lammfilet	112	3,4	E
Lammfleisch, Brust	381	37	F
Lammfleisch, Bug, Schulter	306	18	F
Lammfleisch, Keule, Schlegel	234	18	EF
Lammfleisch, Lende	194	13,2	EF
Lammfleisch, Nacken, Hals	112	3,4	E
Lammherz	158	10	EF
Lammhirn	128	9,1	EF
Lammkotelett	251	16,7	EF
Lammleber	133	4	E
Lammlunge	95	2,3	E
Lammmilz	104	3,9	E
Lammniere	96	3	E
Lammschnitzel	131	6,1	EF
Lammzunge	194	14,8	EF
Landbrot, glutenfrei, *Schär*	234	3,5	K
Landbrot, Roggen-mischbrot, *Lieken Urkorn*	210	0,9	BK
Landjäger, 30 g	141	12,8	F

Lebensmittel (verzehrbarer Anteil)	Kilo-kalorien kcal	Fett g	Nährwert
Landleberwurst, 30 g	75	6	F
Landleberwurst, *Du darfst*	280	21	F
Landleberwurst, grob, *Höhenrainer*	294	26	F
Landmilch, 1,5 % Fett, *Landliebe*	46	1,5	EM
Landmilch, mind. 3,8 % Fett, *Landliebe*	70	4,2	EM
Landschmalz, pflanzlich, Bio, *Vitaquell*	824	88	F
Langostinos	84	1,1	E
Langostinos, 1 St., 15 g	13	0,2	E
Lasagne Bolognese, TK, *Frosta*	133	7,3	FK
Lasagne Bolognese, *Weight Watchers*, 1 Port.	259	4,2	EK
Lassi Ananas-Kokos, Bio, *Alnatura*, 1 Becher	228	7,6	EK
Lätta, Halbfett-margarine	370	39	F
Lätta extra fit	270	28	F
Lauch	25	0,3	V
Lauchcremesuppe mit Knuspercroûtons, *Knorr*, 1 Port.	80	3	K
Lauchcreme-Topf, *Erasco*	59	3,5	F
Laugenbrezel, 1 St., 50 g	113	0,9	K
Laugenbrötchen, *Kamps*, 1 St.	236	2,6	K
Laugenstange, TK, *Bofrost*	230	3,9	K
LC1 Drink, *Nestlé*, i.D.	82	1,6	K

Lebensmittel (verzehrbarer Anteil)	Kilo-kalorien kcal	Fett g	Nährwert
LC1 Joghurt, Erdbeer, *Nestlé*	108	2,8	K
LC1 Joghurt, pur, *Nestlé*	76	3,5	FK
Le Kir, 0,2 l	136	0	
Leberkäse, i.D.	298	27,3	EF
Leberkäse, Mini, *Zimbo*	283	26	F
Leberknödel, 2 St.	118	10,9	FK
Leberknödelsuppe, *Erasco*	58	3,4	FK
Leberpastete, 30 g	94	8,6	F
Leberpastete, *Weight Watchers*	238	17,5	EF
Leberpresssack, 30 g	105	9,8	F
Leberspätzle	195	6	EF
Lebertran, 1 EL	135	15	FV
Leberwurst, Geflügel-	275	23	EF
Leberwurst, grob, 30 g	98	8,8	F
Leberwurst, Kalbs-, 30 g	103	9,6	F
Leberwurst, Pfälzer, *Du darfst*	257	21	EF
Leberwurst, Pommersche, fein, *Rügenwalder Mühle*	344	32	F
Leberwurst, Pommersche, grob, *Rügenwalder Mühle*	248	20	EF
Leberwurst, Schnittlauch-, *Du darfst*	255	21	EF
Lebkuchen, i.D.	402	12,9	FK
Leckermäulchen-Quark, *Frischli*, 1 Becher, i.D.	219	9,5	EF
Leckermäulchen-Quark, 0,2 % Fett, *Frischli*, 1 Becher, i.D.	152	0,3	EK
Leerdammer, 45 % Fett i. Tr.	352	27,6	EF
Leerdammer light, 28 % Fett i. Tr.	288	17,3	E
Leibniz Zoo, *Bahlsen*	427	11	K
Leichtbier, 0,5 l, i.D.	135	0	
Leinöl, *Schneekoppe*	830	92	FV
Leinöl, kaltgepresst, *Vitaquell*	819	91	FV
Leinöl, kaltgepresst, *Vitaquell*, 1 EL	82	9,1	FV
Leinsamen, geschrotet, *Schneekoppe*	404	36	BF
Leinsamen, ungeschält, 1 EL	59	4,6	B
Leinsamen Plus, *Schneekoppe*	366	22	BF
Leinsamenbrot	226	2,2	B
Leinsamenbrot, 1 Scheibe, 40 g	90	0,9	B
Leinsamenkeks	451	12	BK
Leinsamenschrot, 1 EL	57	4,8	BF
Leinsamenschrot, 1 TL	29	2,4	BF
Leipziger Allerlei, *Bonduelle*	44	0,5	KV
Lengfisch	82	0,6	E
Leo Go!, Milka, *Kraft*	530	29,5	FK
Likör, 2 cl, i.D.	33	*	
Limabohnen, roh	275	1,4	BE
Limburger Käse, 9 % Fett absolut, *St. Mang*	186	9	E
Limburger Käse, 40 % Fett i. Tr., *St. Mang*	264	19	EF
Limequat	42	0,2	MV

Lebensmittel (verzehrbarer Anteil)	Kilokalorien kcal	Fett g	Nährwert
Limette, 1 St., 60 g	22	1,4	V
Limettensaft, 1 EL	10	0,3	V
Limettensaft, 1 TL	5	0,1	V
Limonade, kalorienarm, 0,33 l, i.D.	18	0,3	K
Limonade mit Süßstoff, 0,33 l, i.D.	5	+	
Limonade mit Zucker, 0,33 l, i.D.	162	+	K
Limone, 1 St., 60 g	22	1,4	V
Linde's Kornkaffee, *Nestlé*, 1 Tasse	3	‹0,1	
Lindenberger, 45 % Fett i. Tr., *Kraft*	345	26	EF
Lindenberger leicht, mind. 30 % Fett i. Tr., *Kraft*	280	17	EF
Linguine Alaska-Seelachs, TK, *Frosta*	87	1,6	E
Linsen, *Bonduelle*	83	0,5	BK
Linseneintopf, *Weight Watchers*, 1 Port.	200	2,5	BE
Linseneintopf, westfälischer, *Erasco*	71,3	1,7	BF
Linseneintopf, Würstchen-Lunch, *Meica*, 1 Pkg.	520	25,8	EF
Linseneintopf mit Speck, *Knorr*, 1 Port.	201	3	BE
Linsentopf mit Cocktailwürstchen, *Sonnen Bassermann*	85	3	BE
Lion, *Nestlé*, 1 Riegel	205	9,7	FK
Lion Eiscreme, *Schöller*, 1 St.	189	13	FK
Lion Kingsize, *Nestlé*, 1 Riegel	337	15,9	FK
Liptauer Käse	215	13	E
Litschi (Lychee)	75	0,3	MV
Litschi (Lychee), 1 St., 30 g	23	0,1	MV
Litschi in Sirup	130	0,6	K
Löffelbiskuit, 1 St.	20	0,4	K
Longane (Drachenauge)	70	0,8	V
Loquat (japanische Mispel)	40	0,2	BV
Loquat (japanische Mispel), 1 St., 25 g	10	0,1	BV
Löskaffee	1	+	
Lotte (Seeteufel)	66	0,7	E
Löwensenf, bayerisch süß	229	5,7	
Löwensenf, extra	152	12,6	
Löwensenf, medium	113	7,6	
Löwenzahnblätter	27	0,6	BV
Luncheon Meat	294	25,4	F
Lunja Lupinensamen, ungeschält, 20 g	85	7	V
Lyoner, i.D.	308	29,2	EF
M&M's Choco, *Masterfoods*, 1 Pkg., 45 g	218	9,6	FK
M&M's Crispy, *Masterfoods*, 1 Pkg., 36 g	180	9,7	FK
M&M's Peanut, *Masterfoods*, 1 Pkg., 45 g	232	12,1	FK
Maasdamer, 16 % Fett absolut, *Weight Watchers*, 1 Scheibe	53	3,2	EF
Macadamia-Creme Selection, Bio, *Alnatura*	655	57,8	F
Macadamianüsse, 10 g	69	7,3	FV
Macadamianussöl, Bio, *Vitaquell*	819	91	F
Macao Mandel, *Mövenpick*, 1 St.	292	19	FK

L M

Lebensmittel (verzehrbarer Anteil)	Kilo-kalorien kcal	Fett g	Nährwert
Maccaroni, TK, *Bofrost*	158	7,6	K
Maccheroni, roh, *Buitoni*	362	1,7	K
Madeira, 5 cl	84	0	
Madeleine	413	20,4	FK
Magenbitter, 2 cl	50	0	
Magermilch, 0,25 l	88	0,3	E
Magermilchjoghurt, 0,3 % Fett, 150 g	32	0,1	E
Magermilchjoghurt mit Früchten, 0,3 % Fett, 150 g	114	0,2	EK
Magerquark	72	0,3	E
Maggi-Würze, 1 EL	7	(0)	
Magic Asia gebratene Nudeln, Ente, *Maggi*, 1 Port.	263	8	K
Magic Asia Instant Nudel-Snack, Curry, *Maggi*, 1 Port.	308	13,2	F
Magnum After Dinner, *Langnese*, 1 St.	102	7	FK
Magnum Classic, *Langnese*, 1 St.	260	16	FK
Magnum Mandel, *Langnese*, 1 St.	280	18	FK
Magnum Yoghurt fresh, *Langnese*, 1 St.	250	15	FK
Mainzer Handkäse	126	0,7	E
Mais, ganzes Korn	331	3,8	BK
Mais, TK, *Bofrost*	69	1,4	K
Maisgrieß	339	1,1	K
Maiskeimöl, *Vitaquell*	819	91	FV
Maiskeimöl, *Vitaquell*, 1 EL	82	9,1	FV
Maiskölbchen, *Hengstenberg*	31	0,4	K
Maiskolben, *Bonduelle*	116	1,5	K
Maismehl	326	2,8	BK
Maisstärke	346	0,1	K
Maisstärke, 1 EL	52	(0)	K
Maisstärke, 1 TL	26	(0)	K
Maiswaffeln, Bio, *Alnatura*	386	1,6	K
Maizena	353	0,1	K
Maizena, 1 EL	53	(0)	K
Maizena, 1 TL	26	(0)	K
Makkaroni, gekocht, (= 30 g roh)	106	0,8	K
Makkaroni, roh, (= 350 g gekocht)	354	2,8	K
Makrele	180	11,6	EF
Makrele, geräuchert	222	15,5	EF
Makrone	450	24,4	K
Makrone, 1 St.	45	2,4	K
Malaga, 5 cl	80	0	
Malossolkaviar, frisch	259	15,5	EF
Malteserkreuz, 43 %, *Aquavit*, 2 cl	39	0	
Maltesers, *Masterfoods*, 1 Pkg., 37 g	187	9,1	FK
Malzbier, 0,33 l	158	0	K
Malzkaffee, 1 Tasse	7	0	
Mamey-Apfel	57	0,4	V
Mandarine	46	0,3	V
Mandarine, 1 St., 40 g	18	0,1	V
Mandarinenlikör, 30 %, *Marie Brizard*, 2 cl	61	0	K
Mandarinensaft, 0,2 l	92	0,6	V
Mandarin-Orangen, Libbys Obstkonserven, *Nestlé*	56	0,2	K
Mandel	577	54	FV
Mandeldrink, Bio, *Dr. Ritter*	38	1,5	K

Lebensmittel (verzehrbarer Anteil)	Kilo-kalorien kcal	Fett g	Nährwert
Mandella-Pudding, Vanille-Mandel, *Dr. Oetker*, 1 Port.	136	2,6	K
Mandelmus, 20 g	133	11,8	FV
Mandel-Nuss Clusters, mit fettarmer Milch, 1 Port.	176	5	K
Mandelöl, *Vitaquell*	819	91	FV
Mandelschnitte, Bio, *Alnatura*, 1 Riegel	340	17,6	FK
Mandelschokolade, Mini, *Ritter Sport*, 1 St.	92	5,9	FK
Mandelsplitter, 1 TL	58	5,4	FV
Mandelsplitter-konfekt, 1 St.	60	5	FK
Mango	59	0,5	V
Mango, 1 St., 250 g	148	1,3	V
Mango, getr., Bio, *Alnatura*	285	2,3	K
Mango-Apfelmark, Bio, *Alnatura*	60	0,4	BK
Mango-Chutney, Bio, *Naturata*	117	0,1	K
Mangolassi, Bio, *Alnatura*, 1 Becher	216	6,4	EK
Mangold	14	0,3	BV
Mangosaft, *Pago*	57	‹1	KV
Manhattan, 6 cl	145	0	
Maoam, Würfel, *Haribo*, i.D.	387	6	K
Maple Syrup, 1 EL	40	0	K
Maple Walnuts Eiscremetüte, *Mövenpick*, 1 St.	289	16	FK
Margarine	722	80	F
Margarine, 1 EL	72	8	F
Margarine, 1 TL	36	4	F
Margarine, halbfett	368	40	F
Margarine, halbfett, 1 TL	18	2	F
Marille	43	0,1	MV
Marille, 1 St., 50 g	22	0,1	MV
Marille, Dose	71	0,1	K
Marille, gespritzt, *Pago*	31	‹0,1	KV
Marille, getr.	240	0,5	BK
Marille, getr., 25 g	60	0,1	BK
Marillenknödel mit Brösel-Zuckermi-schung, TK, *Iglo*	207	5,1	K
Marillenkonfitüre, 1 TL	25	+	K
Marillensaft, *Pago*	62	‹0,1	KV
Marillenschnaps, 2 cl	65	*	
Markklößchentopf, *Erasco*	50	2,8	F
Marmelade, 1 TL, i.D.	27	+	K
Marmor-Kekse Dinkel, Bio, *Alnatura*	464	21,8	FK
Marmorkuchen, BM, *Aurora*	463	21,1	FK
Marmorkuchen, BM, *Dr. Oetker*, 1 Port.	190	10	FK
Marone	196	1,9	BK
Marone, 8 St., 45 g	88	0,9	BK
Mars, *Masterfoods*, 1 St.	230	9	FK
Mars Delight, *Masterfoods*, 1 St.	197	11,8	FK
Mars Mandel, *Masterfoods*, 1 St.	245	12,9	FK
Mars Miniatures, *Masterfoods*, 1 St.	36	1,4	FK
Mars Stick, Eiscreme, *Masterfoods*, 1 St.	247	14,6	FK
Marsala, 5 cl	56	0	
Marshmallows	333	0	K

Lebensmittel (verzehrbarer Anteil)	Kilokalorien kcal	Fett g	Nährwert
Martini-Cocktail, 6 cl	150	0	
Märzenbier, 0,5 l	255	0	
Marzipan	493	25	FK
Marzipankartoffel, 1 St., 5 g	21	0,8	FK
Marzipan-Rohmasse, *Zentis*	449	29	FK
Mascarpone, 70 % Fett i. Tr.	460	47,5	F
Mascarpone, *Galbani*	412	41,5	F
Mascarpone, light, *Galbani*	298	29	F
Matjesfilet, 1 St., 80 g	214	18,1	EF
Matjesfilets, *Homann*	162	12	F
Maulbeeren	38	*	V
Maultaschen, *Bürger*, 1 Pkg.	603	24	K
Maultaschen, *Steinhaus*	225	9	K
Maultaschen mit Frischkäse, *Bürger*	270	14,3	FK
Maultaschen-Gemüse-Pfanne, TK, *Bofrost*	158	7,8	FK
Maulwurfkuchen, *Dr. Oetker*, 1 St.	389	25,2	FK
Mayonnaise, 50 % Fett	490	52	F
Mayonnaise, 50 % Fett, 1 EL	147	15,6	F
Mayonnaise, 80 % Fett	727	78,9	F
Mayonnaise, 80 % Fett, 1 EL	218	23,7	F
Mayonnaise, légère, *Thomy*	106	4,8	F
Mayonnaise ohne Ei, Bio, *Vitam*	484	50,7	F

Lebensmittel (verzehrbarer Anteil)	Kilokalorien kcal	Fett g	Nährwert
Meeraal	299	25	F
Meeräsche	120	4,3	E
Meerrettich	63	0,3	BV
Meerrettich, gerieben, 1 TL	6	+	V
Meerrettich, tafelfertig, *Hengstenberg*	151	9,8	F
Meerrettich, Tube, *Thomy*	236	20,9	F
Meerrettichsahne, 1 EL	61	5,5	F
Meerrettich-Spread, *Vitam*	115	6,3	F
Meersalz, *Vitaquell*	0	0	M
Mehl, Type 405	335	1	K
Mehl, Type 405, 1 EL	50	0,2	K
Mehl, Type 405, 1 TL	25	0,1	K
Mehlschwitze, braun, *Mondamin*	561	40	FK
Mehlschwitze, hell, *Mondamin*	576	40	FK
Mehrkornbrot, *Lieken Urkorn*	227	4,5	BK
Mehrkornbrötchen, *Kamps*, 1 St.	295	6,9	BK
Mehrkornbrötchen, TK, *Coppenrath & Wiese*, 1 St.	133	2,3	BK
Merci, Große Vielfalt, *Storck*, 1 St., i.D.	69	4,6	FK
Merci Petits, Chocolate Collection, *Storck*, 1 St., i.D.	34	2,3	FK
Messino, Vollmilch, *Bahlsen*	399	13	FK
Mett	279	22,5	F
Mettbällchen in Kohlrabigemüse, TK, *Bofrost*	118	7,3	FK

Lebensmittel (verzehrbarer Anteil)	Kilokalorien kcal	Fett g	Nährwert
Mettwurst, grob, i.D.	296	24,3	F
Mexicana-Sauce, *Develey*	82	0,9	K
Mexikanischer Bohnen-Maistopf, *Erasco*	65	1,8	K
Mezzo Mix Orange, *Coca-Cola*, 0,2 l	86	+	K
Mezzo-Mix Zero, *Coca-Cola*, 0,2 l	2	0	
Miesmuschel	57	2	E
Mikado, Milchschokolade, *De Beukelaer*	490	20	FK
Mikado, zartbitter, *De Beukelaer*	478	18	FK
Milch, fettarm, 1,5 % Fett, 0,2 l	94	3	EM
Milch, 3,5 % Fett, 0,2 l	128	7	EM
Milchkaffee, Café au lait, *Nestlé*, 1 Tasse	53	2,3	K
Milchkakao, 0,25 l	295	5,2	FK
Milchmädchen, gezuckerte Kondensmilch, *Nestlé*, 1 EL	50	1,4	FK
Milchnudeln Vanillegeschmack, *Dr. Oetker*, 1 Port.	221	2,9	K
Milchpudding, Puddis, *Campina*, i.D.	101	2,4	K
Milchpulver, mager, 25 g	89	0,2	E
Milchreis, *Dr. Oetker*, 1 Port., i.D.	227	2,9	FK
Milchreis, Diät, *Müller*, 1 Becher, i.D.	166	5,2	K
Milchreis, Original, *Müller*, 1 Becher	206	5	K
Milchreis der Leichte, *Müller*, 1 Becher, i.D.	152	1,6	K
Milchreis mit Sauerkirschen, *Weight Watchers*, 1 Port.	252	0,6	K
Milchschnitte, *Ferrero*, 1 St.	117	7,6	FK
Milch-Schoko-Creme, Bio, *Alnatura*	570	38,4	FK
Milchschokolade, i.D.	531	30	FK
Milch-Schoko-Riegel, Bio, *Alnatura*, 1 St.	132	9,5	FK
Milch-Strudel, Puddis, *Campina*, i.D.	120	3,7	K
Milka Amavel à la Mousse au chocolat, *Kraft*	560	36,5	FK
Milka Diät Alpenmilch, *Kraft*	500	31	FK
Milka Diät Haselnuss, *Kraft*	515	34	FK
Milka Naps, *Kraft*, i.D.	530	30	FK
Milka Tender, Milch, *Kraft*	425	19,5	FK
Milken	99	3,4	E
Milky Way, *Masterfoods*, 1 St.	116	4,1	FK
Milky Way, Crispy Rolls, *Masterfoods*, 1 St.	64	3,2	FK
Mineralwasser	0	0	M
Minestrone, *Buss*	40	0,8	
Mini Milk Vanille, *Langnese*, 1 St.	29	0,6	K
Mini Quadretties, halbbitter, *Ritter Sport*, 1 St., i.D.	26	1,6	FK
Mini-Camembert, *Alpenhain*, 1 Port.	332	24	F
Mini-Hacklet-Pfanne, TK, *Apetito*	130	6	E

Lebensmittel (verzehrbarer Anteil)	Kilokalorien kcal	Fett g	Nährwert
Mini-Schoko-Gebäck Vollmilch, Diät, 1 St., i.D.	22	1,1	F
Mini-Waffelhörnchen, TK, *Bofrost*	365	21,9	FK
MinusL, laktosefreie Butter, *Omira*	743	82	F
MinusL, laktosefreie haltbare Milch, 1,5 % Fett, *Omira*	46	1,5	EM
MinusL, laktosefreie haltbare Vollmilch, 3,8 % Fett, *Omira*	67	3,8	EM
MinusL, laktosefreie Schlagsahne, *Omira*	293	30	F
MinusL, laktosefreier Joghurt natur, 3,5 % Fett, *Omira*	78	3,5	E
MinusL, laktosefreier Milchpudding, Schoko, *Omira*	125	5	K
MinusL, laktosefreier Quark, Magerstufe, *Omira*	62	0,3	E
Mirabelle	67	0,2	MV
Mirabelle, 1 St., 10 g	7	+	MV
Mirabo, 65 % Fett i. Tr., *Champignon*	408	38	F
Miracel Whip Balance, *Kraft*	140	10,5	F
Miracoli, Spaghetti Carbonara, *Kraft*, 1 Port.	477	16	FK
Miracoli, Tortellini mit Tomaten-Sahne-Sauce, *Kraft*, 1 Port.	425	18,5	FK
Miracoli Pastasoße, Tomate Kräuter, *Kraft*	71	3,8	K
Miree, 0,2 % Fett, feine Kräuter, *Karwendel*	65	0,2	E
Miree, französische Kräuter, *Karwendel*	241	23	F
Miree, légère, französische Kräuter, *Karwendel*	111	7	E
Miree, Meerrettich, *Karwendel*	236	22	F
Mischbrot, Roggen-	212	1,1	BK
Mischbrot, Roggen-, 1 Scheibe, 40 g	85	0,4	BK
Mischbrot, Weizen-	226	1,1	BK
Mischbrot, Weizen-, 1 Scheibe, 40 g	90	0,4	BK
Mispel (Loquat)	44	0,2	V
Mispel (Loquat), 1 St., 25 g	11	0,1	V
Mixed Pickles, *Hengstenberg*	24	0	
Mjölk Knäckebrot, *Wasa*, 1 Scheibe	25	0,2	BK
Mockturtle, *Buss*	102	4	E
Mohnback, *Schwartau*	284	12,5	FK
Mohnsamen	492	42,2	BF
Mohnstollen, *Bahlsen*	395	26	FK
Möhrchen, extra fein, *Bonduelle*	25	0,7	V
Möhre	25	0,2	MV
Möhrencremesuppe, FP, Bio, *Vitam*	58	2,2	K
Möhrensaft, *Schneekoppe*	33	0	V
Möhrentopf mit Fleischklößchen, *Sonnen Bassermann*	49	2,6	F

Lebensmittel (verzehrbarer Anteil)	Kilokalorien kcal	Fett g	Nährwert
Mokkabohnen, Zartbitterschokolade, *Schwartau*	489	27,5	FK
Mokka-Flip, 7 cl	246	10,9	K
Molke, 0,25 l	60	0,5	E
Molke, Fitness, Pfirsich-Maracuja, *Müller*	29	0,1	K
Molke, mit Fruchtgeschmack, i.D.	65	0,2	K
Molkenkur, Beerenmix, Pulver, Bio, *Dr. Ritter*, 1 EL	53	0,1	EK
Molkenpulver	353	1,1	K
Molke-Riegel, Vanille, Bio, *Alnatura*, 1 St.	130	5,5	K
Mon Chéri, *Ferrero*, 1 St.	46	2	FK
Mondamin, Speisestärke	348	0	K
Mondamin, Speisestärke, 1 TL	17	0	K
Mondamin Fix Soßenbinder, dunkel	375	<1	K
Mondamin Fix Soßenbinder, hell	379	<1	K
Monsterbacke, Fruchtquark, *Ehrmann*, i.D.	114	3,5	EF
Monsterbacke, Fruchtquark, 0,1 % Fett, *Ehrmann*, i.D.	83	0,1	EK
Monsterbacke, Wackelpudding, Himbeer, *Ehrmann*	76	0	K
Monte Drink, *Zott*	85	2,1	FK
Monte Schoko, *Zott*	195	13,3	FK
Moosbeeren	35	0,7	V
Morchel	15	0,3	BE
Morchel, getr.	98	2,8	BE

Lebensmittel (verzehrbarer Anteil)	Kilokalorien kcal	Fett g	Nährwert
Mortadella, 30 g, i.D.	104	9,8	F
Mousse, FP, zubereitet, *Dr. Oetker*, i.D.	136	3,5	FK
Mousse au Chocolat, *Müller*, 1 Becher	106	4,9	FK
Mousse au Chocolat, *Natreen*, 1 Port.	92	4,1	F
Moutarde Sauce, 1 EL	60	5	F
Mozartkugeln	502	26,3	FK
Mozzarella	255	19,8	EF
Mozzarella-Sticks, *Alpenhain*, 1 Port.	282	14	F
Mozzarella-Tomato-Balls, *Alpenhain*, 1 Port.	280	16	F
Muffin, 1 St.	160	6	FK
Muffins mit Schokokern, BM, *Aurora*	402	23,4	FK
Muffins Schoko-Vanille, BM, *Aurora*	391	22,4	FK
Müllermilch, *Müller*, i.D.	77	1,5	EK
Müllermilch Coffee, *Müller*, 250 g, i.D.	180	5,6	K
Müllermilch die Leichte, *Müller*, i.D.	50	0,1	EK
Multifrucht, Mehrfruchtsaft, Bio, *Rabenhorst*	47	0,1	V
Multikornfleks, *Kölln*	362	3,4	K
Multikornflocken, zart und kernig, Bio, *Kölln*	332	4	B
Multivitaminbonbons, zuckerfrei, 75 g	273	0	V
Multi-Vitamin-Drink, ACE+F, *Müller*	29	+	KV
Multivitamin-Mehrfruchtnektar, Trinkgenuss, *Granini*	53	+	KV

Lebensmittel (verzehrbarer Anteil)	Kilo-kalorien kcal	Fett g	Nährwert
Multivitamin-Mehrfruchtsaft, *Vitaborn*	46	0,1	V
Multivitaminsaft, Dr. Koch Trink 10, Bio, *Granini*	42	‹0,5	V
Mungobohnenkeime, *Bonduelle*	15	0,1	BE
Münsterkäse, 45 % Fett i. Tr., *St. Mang*	300	23	EF
Münsterkäse, 50 % Fett i. Tr.	320	26,3	EF
Mürbeteig, frisch, *Henglein*	391	19	FK
Mürbeteig, Frischteig, gebacken, *Nestlé*	525	29,5	FK
Muschelfleisch	68	2	E
Muscheln, natur, Dose	66	1,3	E
Muskateller, 5 cl, i.D.	80	0	
Müsli, Früchte-, ohne Zucker, 40 g, i.D.	145	3,5	B
Müsli, Fruit, glutenfrei, *Schär*	362	9	BK
Müsli, Knusper-, Karamell, *Kölln*	437	17	FK
Müsli, Schoko-, 40 g, i.D.	160	4,6	FK
Müsli Null Getreide, *Hensel*	391	15	BK
Müsli-Hausmischung, *Hensel*	347	7	B
Müslimischung, 40 g, i.D.	158	4	B
Müslipause, Cranberry, *Schneekoppe*, 1 St.	97	2,2	FK
Müsliriegel, Apfel, Bio, *Alnatura*, 1 St.	92	1,5	K
Nährbier, 0,33 l	178	0	K

Lebensmittel (verzehrbarer Anteil)	Kilo-kalorien kcal	Fett g	Nährwert
Nährhefe, salzlos, 1 EL	29	0	V
Napoletana Pasta-sauce, *Bernbacher*	39	0,7	
Nasi Goreng, TK, *Frosta*	104	2,1	EK
Naturreis, Rundkorn, Bio, *Spielberger*	350	2,2	BK
Neapolitaner, *Manner*	480	22	FK
Nektarine	53	0,1	V
Nektarine, 1 St., 125 g	66	0,1	V
Nescafé Cappuccino Dolce Gusto, *Nestlé*, 1 Tasse, i.D.	84	3,7	K
Nescafé Classic, ohne Milch und Zucker, *Nestlé*, 1 Tasse	1	0	
Nescafé Latte Macchiato, *Nestlé*, 1 Glas	86	4,8	K
Nescafé Wiener Melange, *Nestlé*, 1 Tasse	72	2,1	K
Nesquik, mit Milch 1,5 % Fett zubereitet, *Nestlé*, 1 Glas, 150 ml	127	2,8	K
Nesquik zuckerreduziert, mit Milch 1,5 % Fett zubereitet, *Nestlé*, 1 Glas, 150 ml	110	0,5	K
Nesquik Knusperfrühstück, *Nestlé*, 1 Port. (30 g + 125 ml fettarme Milch)	174	3,2	K
Nesquik Schokosirup, *Nestlé*, 1 EL	28	0,1	K
Nestea, i.D.	31	+	K
Netzmelone	26	0	V

Lebensmittel (verzehrbarer Anteil)	Kilokalorien kcal	Fett g	Nährwert
Nikolaschka, (4 cl Weinbrand, 1 TL Zucker)	116	0	K
Nimm 2, *Storck*	368	0,1	KV
Nimm 2 Lachgummi, *Storck*	332	0,2	KV
Nisslsalat	14	0,4	MV
Nockerlgrieß	328	1	K
Nockerlgrieß, *Bernbacher*	338	1	K
Nogger Original, *Langnese*, 1 St.	210	14	FK
Nougat	500	24	FK
Nougatstängli, Bio, *Alnatura*, 1 St.	126	8,8	FK
Nucki, Joghurt Kirsch, *Schöller*, 1 St.	188	7,8	FK
Nucki, Nuss, *Schöller*, 1 St.	251	16	FK
Nudel Up, Bolognese mit Rindfleisch, *Birkel*	97	5	FK
Nudel-Hühnchenpfanne, TK, *Eismann*	122	4,3	E
Nudeln, eifrei, gekocht (= 30 g roh)	109	0,4	K
Nudeln, eifrei, roh (= 350 g gekocht)	362	1,2	K
Nudelsalat, italienischer, *Weight Watchers*, 1 Port.	275	3,8	EK
Nudelsalat, mit Geflügelfleischwurst, *Weight Watchers*, 1 Port.	224	11,4	K
Nudelsalat mit Fleischbrät, *Nadler*	236	20	FK
Nudelsauce Bolognaise, *Bernbacher*	117	7,4	E
Nudeltopf mit Fleischklößchen, *Maggi*, 1 Dose	163	6,8	F
Nudeltopf mit Huhn, *Maggi*, 1 Dose	299	17,9	FK
Nürnberger Lebkuchen, 1 St., ca. 50 g	200	6,9	FK
Nürnberger Rostbratwurst	329	29,5	F
Nürnberger Rostbratwurst, TK, *Eismann*	348	32	F
Nussecken, *Tekrum*	515	31	FK
Nussini, Milka, *Kraft*, 1 St.	205	13	FK
Nussini Minis, Milka, *Kraft*	555	35	FK
Nusskuchen, 1 St., i.D.	251	11	FK
Nüsslisalat	14	0,4	MV
Nussnougat, *Schwartau*	528	30,4	FK
Nuss-Nougat-Creme, 1 TL, i.D.	53	3,1	FK
Nussplätzchen, 1 St.	23	1,4	FK
Nusspli, Nuss-Nougat-Creme, *Zentis*	541	32	FK
Nuss-Sahnetorte, TK, *Coppenrath & Wiese*	307	21,4	FK
Nutella, *Ferrero*, 1 Port., 15 g	80	4,7	FK
Obazda, *Alpenhain*, 1 Port.	347	31	F
Obazda, der leichte, *Alpenhain*, 1 Port.	213	13	EF
Obers, 30 % Fett	309	31,7	F
Obers, 30 % Fett, 1 EL	31	3,2	F
Obers, 30 % Fett, 1 TL	15	1,6	F

Lebensmittel (verzehrbarer Anteil)	Kilo-kalorien kcal	Fett g	Nährwert
Oberskren, 1 EL	61	5,5	F
Obst, im Glas, *Natreen*, i.D.	33	0,1	K
Obstbranntwein, 38 %, 2 cl	50	0	
Obstessig, 1 EL	3	0	
Obstgarten, *Danone*, i.D.	115	4	K
Obstgarten Diät, 0,4 % Fett, *Danone*, i.D.	64	0,4	K
Obstgarten Diät Vanilla, 0,4 % Fett, *Danone*, i.D.	69	0,4	K
Obstgarten Vanilla, *Danone*, i.D.	138	5,5	FK
Obstkonserven, s. a. einzelne Sorten			
Obstkonserven, Diätobst, i.D.	75	0	
Obstkuchenboden, FP, 1 Platte, i.D.	600	17	FK
Obstkuchenteig, BM, *Dr. Oetker*	435	22,5	FK
Obstler, 2 cl	48	0	
Ochsenherz, Frucht	63	0,3	V
Ochsenmaulsalat, *Nadler*	45	1	E
Ochsenschwanz	184	11,5	EF
Ochsenschwanzsuppe, *Sonnen Bassermann*	54	2,3	E
Ochsenschwanzsuppe, *Maggi*, 1 Port.	84	4,2	F
Ochsenschwanzsuppe, konzentr., *Knorr-Unox*, 1 Port.	136	8	EF
Ochsenzunge, gekocht	189	12,7	EF
Ofenkartoffel, FP, *Meggle*, 1 Pkg.	559	24,6	FK
Ogenmelone	26	0	V
Ohne Gleichen, Vollmilch oder edelherb, *Bahlsen*, i.D.	555	37	FK
Okra	19	0,2	BV
Öl, s. a. einzelne Sorten			
Öl	900	100	F
Öl, 1 EL	90	10	F
Öl, 1 TL	45	5	F
Old Fashioned, 4 cl	132	0	
Oliven, grün, 10 St.	60	6	FM
Oliven, grün, mariniert	133	13,3	FM
Oliven, mit Mandeln, 1 St.	20	1,8	F
Oliven, schwarz	351	35,8	F
Olivenöl	897	99,6	FV
Olivenöl, 1 EL	90	‹10	FV
Olivenöl, *Bertolli*, i.D.	890	99	F
Olivenöl, kaltgepresst, *Mazola*	820	91	FV
Olivenöl, nativ extra, Bio, *Naturata*	884	100	F
Olmützer Quargel, Magerstufe, Bio, *Heirler*, 1 Rolle, 125 g	141	0,6	E
Ölsardine, abgetropft, i.D.	222	13,9	EF
Ölsardine, abgetropft, 1 St., i.D.	56	3,5	EF
Opekta, Gelierpulver, 10 g	29	0	
Orange	42	0,2	V
Orange, 1 St., 150 g	63	0,3	V
Orange, kandiert	259	0,1	K
Orangeat	309	0,3	K
Orangengelee, 1 TL	31	0	K

Lebensmittel (verzehrbarer Anteil)	Kilokalorien kcal	Fett g	Nährwert
Orangenmarmelade, 1 TL	26	0	K
Orangenmarmelade, bitter, *Schwartau*	252	+	K
Orangen-Nougat-Creme, 1 TL	51	3	FK
Orangensaft, frisch gepresst	46	0,2	V
Orangensaft, Hohes C, *Granini*	43	0,5	V
Orangensaft, ungesüßt	44	0,2	V
Osterei, mit Cremefüllung, 1 St., i.D.	100	8	FK
Osterei, Nougat, 1 St., ca. 20 g	110	6,7	FK
Osterei, Vollmilch, 4 St., je ca. 5 g	106	6	FK
Ostereier, Baiser-, *Haribo*	388	0	K
Ouzo, 38 %, 2 cl	41	0	
Ovo Sport, *Ovomaltine*, 1 Riegel	56	0,4	KV
Ovomaltine, 1 TL	18	0,1	KM
Ovomaltine Crisp Müsli	282	9,6	KV
Paella, TK, *Bofrost*	128	5,1	EK
Palmherz, Dose	30	0,1	
Pamesello, Streukäse, 32 % Fett i. Tr., 1 EL	79	5	EF
Pampelmuse	45	0,2	V
Pampelmuse, 1 St., 250 g	113	0,5	V
Panettone	337	10,7	K
Pangasius, Naturfilets, TK, *Iglo*	74	2	E
Pangasiusfilet in Currysauce, *Weight Watchers*, 1 Port.	220	7	E
Paniermehl	349	1	K
Paniermehl, 1 EL	70	0,2	K
Paniermehl, glutenfrei, *Schär*	410	14	BK
Panini, glutenfrei, *Schär*, 1 St.	107	1,3	BK
Papaya	32	0,1	V
Papaya, 1 St., 400 g	128	0,4	V
Papayasaft	17	0,1	V
Pappardelle Spinat-Tomate, TK, *Apetito*	99	3	K
Paprika, gegrillt, in Öl, *Bertolli*	355	37	F
Paprikafleischwurst, Pute, *Höhenrainer*	159	11	EF
Paprika-Nuss-Aufstrich, Bio, *Vitam*	150	8	F
Paprika-Reistopf, *Buss*	61	1,5	K
Paprikasalami	366	32,1	F
Paprikaschote	20	0,3	BV
Paprikaschote, 1 St., 150 g	30	0,5	BV
Paprikaschote, gefüllt, FP, *Erasco*	95	5	F
Paprikastreifen, TK, *Bofrost*	30	0,4	BV
Paradeiser	17	0,2	V
Paradeiser, 1 St., 50 g	9	0,1	V
Paradeisermark, 1 EL	10	0,1	K
Paradiescreme, Vanille, *Dr. Oetker*, 1 Port.	103	2,9	K
Paranuss, *Naturata*	660	66,8	BF
Paranuss, *Naturata*, 3 St.	119	12	BF
Parisergipfel, Blätterteig, 1 St.	314	14,5	FK

O
P

Lebensmittel (verzehrbarer Anteil)	Kilokalorien kcal	Fett g	Nährwert
Parmaschinken, ohne sichtbares Fett	138	3,5	E
Parmesan	375	25,8	EF
Parmesan-Streukäse, 1 EL	56	3,8	EF
Parmesan-Streukäse, 1 TL	28	1,9	EF
Partyfrikadellen, TK, *Bofrost*	219	14,7	EF
Partyschnitzel, Wiener Art, TK, *Bofrost*	134	1,8	E
Passionsfrucht	63	0,4	MV
Passionsfrucht, 1 St., 40 g	25	0,2	MV
Pasta Chuta Nudelsauce Bolognese, *Granovita*	118	5,8	E
Pasta Mista, *Steinhaus*	226	6,1	K
Pasta Pesto Rosso, TK, *Frosta*	81	4	FK
Pasta Sauce Basilico, *Buitoni*	60	3,3	F
Pasta Schuta, FP, *Bernbacher*	232	5,8	EK
Pastagerichte, Dose, *Erasco*, i.D.	71	2,7	K
Pastalini in Rahmspinat-Sauce, TK, *Iglo*, 1 Port.	259	10,6	K
Pastasauce Basilikum, *Bertolli*	50	1,5	
Pastasauce Gegrilltes Gemüse, *Bertolli*	45	2	F
Pastasauce Kräuter, *Bertolli*	40	‹1	
Pastete wie Lyoner, vegetarisch, Bio, *Tartex*	296	28	F
Pastinake	58	0,4	B
Pastino, tomatig, Bio, *Tartex*	122	5,6	F
Pâté, Bio, *Tartex*, i.D.	181	15,6	F
Patna + Wildreis mit Gemüse, TK, *Iglo*	101	1	K
Pekannuss	703	72	BF
Pekannuss, 6 St.	105	10,8	BF
Pekingkohl	12	0,3	MV
Pellkartoffeln	70	0,1	KV
Penne all'arrabiata, *Hilcona*, 1 Port.	426	19	K
Penne Arrabiata, FP, *Bernbacher*	138	1,7	K
Penne Creme Spinaci, TK, *Iglo*, 1 Port.	323	13	FK
Penne Gorgonzola mit Blattspinat, TK, *Iglo*, 1 Port.	338	12	FK
Penne Rigate, *Buitoni*	350	1,9	K
Penne Tomate-Mozzarella, TK, *Eismann*	129	4,2	K
Peperoncini, *Specht*	25	0	
Peperoni	28	0,3	
Peperoni, mild, *Hengstenberg*	33	0,2	
Peppies, *Lorenz*	501	25	FK
Perlzwiebel, eingelegt, 1 St.	2	0	
Pernod, 40 %, 2 cl	40	0	
Persimone (Kaki)	72	0,3	MV
Pesto alla Calabrese, *Bernbacher*	319	31,4	F
Pesto Arrabiata, *Kattus*	124	12,4	F
Pesto di Ricotta, *Bertolli*	240	22	F
Pesto Rosso, *Bernbacher*	380	34,9	F

Lebensmittel (verzehrbarer Anteil)	Kilokalorien kcal	Fett g	Nährwert
Pesto Rosso, *Buitoni*, 1 Port., 45 g	205	19,3	F
Pesto Verde, Bio, *Alnatura*	471	46,1	F
Pesto Verde, *Bertolli*	450	45	F
Petersfisch	85	1,4	E
Petersilie, gehackt, 1 EL	3	+	V
Petersilienwurzel	40	0,5	BM
Pfälzer, 1 St., 70 g	232	21,6	F
Pfannen-Sahne-Sauce, *Thomy*	234	23,7	F
Pfannensoße Zwiebel, Delikatess, *Maggi*	369	16,8	FK
Pfannkuchen, *Bürger*	200	5	K
Pfannkuchen, Blaubeer, TK, *Apetito*, 1 St.	125	2,6	K
Pfannkuchen-Teig-Mix in der Shakerflasche, FP, *Mondamin*, 1 Port.	236	3	K
Pfeffer	0	0	
Pfefferkuchen	380	9,4	K
Pfefferminzdrops, 1 St.	20	+	K
Pfefferminzlikör, 30 %, 2 cl	50	0	
Pfefferminzschokolade, Bio, *Alnatura*	444	23,5	FK
Pfefferschote, 10 g	3	+	
Pfeffersoße, Delikatess, *Maggi*, 1 Port., 60 ml	28	1,5	FK
Pfeffersoße, Rahmsoße, *Knorr*, 1/4 l	280	23	FK
Pfifferling	15	0,5	BM
Pfifferling, Dose	15	0,7	BM
Pfifferlingcremesuppe, Meisterklasse, *Maggi*, 1 Port.	124	7,6	FK

Lebensmittel (verzehrbarer Anteil)	Kilokalorien kcal	Fett g	Nährwert
Pfifferlingrahmsuppe, *Erasco*	49	3,8	FK
Pfirsich	43	0,1	MV
Pfirsich, 1 St., 125 g	54	0,1	MV
Pfirsich, getr.	244	0,6	BK
Pfirsich, halbe Frucht, Libbys Obstkonserven, *Nestlé*	70	0,1	K
Pfirsich-Aprikose-Erfrischungsgetränk, Bio, *Krumbach*	17	<0,1	K
Pfirsichbowle, 0,2 l	216	0,1	K
Pfirsichsaft, Trinkgenuss, *Granini*	54	0,2	V
Pflanzenmargarine Omega 3, *Vitaquell*	720	80	FV
Pflanzenöl, *Livio*	828	92	F
Pflanzenöl, *Livio*, 1 EL	83	9,2	F
Pflanzlicher Brotaufstrich, wie Schinkencreme, Bio, *Tartex*	247	21	F
Pflanzlicher Brotaufstrich, wie Teewurst, Bio, *Tartex*	235	20,6	F
Pflaume	49	0,2	MV
Pflaume, 1 St., 10 g	5	+	MV
Pflaume, Dose	75	0,1	K
Pflaume, getr., mit Kern	216	+	BK
Pflaume, getr., mit Kern, 1 St., 6 g	13	+	BK
Pflaume, getr., o. Kern	222	0,6	BK
Pflaumenkuchen, Alt-Böhmischer, *Coppenrath & Wiese*	236	8,9	FK
Pflaumenmus, *Schwartau*	220	+	K
Pflaumenmus, gewürzt, Diät, *Schneekoppe*	137	0,2	K

Lebensmittel (verzehrbarer Anteil)	Kilokalorien kcal	Fett g	Nährwert
Pflaumenmus, 1 TL	24	+	K
Pflaumenriegel, zartbitter, Bio, *Alnatura*, 1 St.	105	4,7	BK
Pflaumensaft, 0,2 l	98	0,3	K
Physalis	72	1,1	MV
Piccolinis, TK, *Wagner*, 1 St., i.D.	70	3	FK
Pichelsteiner Eintopf, *Sonnen Bassermann*	37	1,4	F
Pick Up Choco, *Bahlsen*, 1 St.	140	6,7	FK
Pilgermuschelfleisch	63	0,1	E
Pils, 0,33 l, i.D.	142	0	
Pilzcremesauce, Bio, *Alnatura*	137	13	F
Pilze, s.a. einzelne Sorten			
Pilze, i.D.	18	0,5	BM
Pilze, getr., 10 g, i.D.	11	0,3	BM
Pilztopf, Minuto, *Birkel*, 1 Port.	231	3,6	FK
Piña Colada, 0,2 l	185	1,1	K
Pinienkerne	674	60	F
Pinienkerne, 1 EL, 20 g	135	12	F
Pizza, Balance, laktosefrei, Grillgemüse, TK, *Wagner*, 1/2 Pizza	258	6,1	K
Pizza, Bellissima Speciale, TK, *Bofrost*, 1 Pizza	414	16,6	FK
Pizza, Big, Boston, TK, *Wagner*, 1/2 Pizza	517	28,1	FK
Pizza, Steinofen-, Käsequartett, TK, *Wagner*, 1/2 Pizza	438	20	FK
Pizza, Steinofen-, Mozzarella, TK, *Wagner*, 1/2 Pizza	408	18,4	FK
Pizza, Steinofen-, Speciale, TK, *Wagner*, 1/2 Pizza	406	18,6	FK
Pizza, Die Backfrische, Mozzarella & Provolone, TK, *Wagner*, 1/2 Pizza	348	13,8	K
Pizza, Die Backfrische, Salami, TK, *Wagner*, 1/2 Pizza	342	13,6	FK
Pizza Margherita, TK, Bio, *Alnatura*, 1/2 Pizza	370	11,7	K
Pizza Naturlust, Steinofen, Salami, TK, Bio, *Wagner*, 1/2 Pizza	395	17,4	FK
Pizza Ristorante, Mozzarella, TK, *Dr. Oetker*, 1/2 Pizza	441	22,8	FK
Pizza Ristorante, Salame, TK, *Dr. Oetker*, 1/2 Pizza	437	22,4	FK
Pizza Ristorante, Spinaci, TK, *Dr. Oetker*, 1/2 Pizza	429	22,6	FK
Pizza Ristorante, Vegetale, TK, Bio, *Dr. Oetker*, 1/2 Pizza	381	17,5	FK
Pizza Supreme, TK, *Dr. Oetker*, 1/2 Pizza	547	23,6	FK
Pizza Vegetale, TK, *Alnatura*, 1/2 Pizza	473	13,3	K
Pizzaboden, glutenfrei, *Schär*, 1 Pizza	389	1,5	K
Pizza-Leberkäse, Pute, *Höhenrainer*	186	14	EF
Pizzasauce Oregano, *Oro di Parma*	44	0,4	K
Pizzasauce pikant, *Oro di Parma*	40	0,3	K

Lebensmittel (verzehrbarer Anteil)	Kilo-kalorien kcal	Fett g	Nährwert
Pizzateig, FP, *Mondamin*, 1 Innenbeutel	1030	40	FK
Pizzateig, frisch, *Henglein*	270	8,5	K
Pizzettis Käse, *Bofrost*, 1 St.	92	5,1	FK
Pizzies, Unsere Natur, TK, Bio, *Wagner*, 1 Pizza, i.D.	332	12,9	FK
Plätzli, Champignon, TK, *Iglo*, 1 St.	124	4,4	F
Plätzli, Käse-Schinken, TK, *Iglo*, 1 St.	130	5	F
Plavac, feinherb, 0,25 l	176	0	
Plavac, mild, 0,25 l	187	0	
Plockwurst, i.D.	319	26,3	EF
Pocket Coffee, *Ferrero*, 1 St.	52	2,4	FK
Pökelfleisch, i.D.	136	7,2	E
Pökelzunge	182	12,3	EF
Polenta, gebackener Maisbrei, 50 g	101	6,5	K
Polentamehl	339	1,1	K
Polentamehl, 1 EL	68	0,2	K
Pomelo	72	0,1	V
Pomelo, 1 St., 250 g	180	0,3	V
Pommes Chips, 50 g	270	19,7	FK
Pommes frites, frittiert, 150 g, i.D.	435	21,8	FK
Pommes frites, TK, *Eismann*	125	4	K
PomPoms, TK, *McCain*	190	8	FK
Popcorn, gepoppt, 25 g	92	1,3	K
Popcornmais	368	5	BK
Pops, *Schöller*, 1 St.	108	7,6	FK
Pops, Honey Bsss, *Kellogg's*, 1 Port. (30 g + 125 ml fettarme Milch)	173	2,5	K
Porree	25	0,3	V
Porree, Rahm-, Minis, TK, *Iglo*	68	3,9	FV
Portulak	11	0,3	V
Portwein, 5 cl	77	0	
Poularde, s.a. Hähnchen			
Poularden-Käse-Pfanne, TK, *Apetito*	128	4	EK
Poulet mit Haut	240	18,4	EF
Powidl, 1 TL	23	+	K
Prager Gurken, *Specht*	26	0,2	
Prairie Oyster, 1 Glas	93	6,1	F
Praline, 1 St., i.D.	60	4	FK
Preiselbeere	35	0,5	BV
Preiselbeeren, gesüßt, Glas	182	0,3	BK
Preiselbeeren, ungesüßt, Glas	34	0,6	B
Preiselbeerkonfitüre	195	+	K
Preiselbeerkonfitüre, 1 TL	20	+	K
Preiselbeersoße	71	0,3	K
Presssack, i.D.	281	24,7	F
Pringles, Original, 25 g	132	8,5	FK
Prinzenrolle, Kakao, *Griesson*, 1 St.	88	3,6	FK
Prinzentaler, *De Beukelaer*	492	24	FK
Prosciutto cotto	125	3,8	E
Prosecco	83	*	
Proseccoessig, *Hengstenberg*	79	0	

Lebensmittel (verzehrbarer Anteil)	Kilokalorien kcal	Fett g	Nährwert
Provolone, 50 % Fett i. Tr.	365	28,9	EF
Provolone, 50 % Fett i. Tr., 20 g	73	5,8	EF
Pudding, einfach, mit Milch, 1 Port., i.D.	150	1	K
Puddingpulver, 1 Pkg., i.D.	128	0,1	K
Puderzucker	400	0	K
Puderzucker, 1 EL	40	0	K
Puderzucker, 1 TL	20	0	K
Puffreis	390	2,3	K
Puffreis, 1 EL	8	<0,1	K
Pulverkaffee, 1 Tasse	2	+	
Pumpernickel	185	1	B
Pumpernickel, 1 Scheibe, 40 g	74	0,4	B
Pumpernickel, 1 runde Scheibe, 20 g	37	0,2	B
Puszta-Salat, *Kühne*	36	0,2	
Pute	157	8,5	E
Pute, in Steinpilz-Sahne-Sauce, Menüschale, *Erasco*	75	1,9	E
Putenbrust, natur, *Gutfried*	110	2	E
Putenbrust, ohne Haut	105	1	E
Putenbrust mit Honig, *Herta*	106	2	E
Putenbrustschnitzel, paniert und gegart, *Gutfried*	182	8	EF
Puten-Cevapcici, *Gutfried*	274	22	EF
Putencurry, TK, *Eismann*	91	2,7	EK
Putenfleisch in Aspik, *Meica*	125	3	E
Puten-Hackfleischbällchen, *Gutfried*	240	16	E
Putenherzen	125	5,8	EF
Putenkeule, ohne Haut	114	3,6	E
Putenlachs-Rauchfleisch, *Zimbo*	114	2	E
Putenlachsschinken, *Gutfried*	143	3	E
Putenleber	136	4,7	E
Putenleberwurst Ananas-Curry, *Du darfst*	222	18	EF
Puten-Nuggets, *Gutfried*	219	11	EF
Putensalami, *Du darfst*	263	19	EF
Putensalami, *Gutfried*	303	23	E
Putensalami, *Weight Watchers*	231	16	E
Putensalat, *Du darfst*	136	7,3	E
Putenschnitte Art Cordon Bleu, *Höhenrainer*	234	14	EF
Putenschnitte Wiener Art, *Höhenrainer*	218	12	EF
Putenschnitzel, paniert, TK, *Eismann*	140	13,6	EF
Putenschnitzel, unpaniert, TK, *Eismann*	110	0,7	E
Putenstreifen chinesisch süß-sauer mit Reis, *Weight Watchers*, 1 Port.	242	1,1	K
Putenwürstchen, Bio, *Alnatura*	250	19,9	EF
Quality Street, 1 St., i.D.	44	1,9	K

Lebensmittel (verzehrbarer Anteil)	Kilokalorien kcal	Fett g	Nährwert
Quark, mager	72	0,3	E
Quark, mager, 1 EL	18	0,1	E
Quark, 20 % Fett i. Tr.	109	5,1	E
Quark, 20 % Fett i. Tr., 1 EL	27	1,3	E
Quark, 40 % Fett i. Tr.	160	11,4	EF
Quark, 40 % Fett i. Tr., 1 EL	40	2,9	EF
Quark, Diät mit Früchten und Vollkorn, *Ehrmann*, i.D.	88	3,2	EK
Quark, Frucht-, 20 % Fett i. Tr.	124	3,7	EK
Quarkfein Cremepulver, zubereitet, *Dr. Oetker*, 1 Port.	122	1	EK
Quarkstreusel, *Lieken Urkorn*	344	12	FK
Quarkstrudel, TK, *Coppenrath & Wiese*	267	14,5	FK
Quinoa, Bio, *Alnatura*	344	5	EK
Quinoa-Bratling, *Granovita*	224	10,4	E
Quinoa-Flakes, Bio, *Allos*	387	2,8	EK
Quitte	38	0,5	B
Quitte, 1 St., 150 g	57	0,8	B
Quittengelee, 1 TL	25	+	K
Quittenmark, 20 g	60	0,5	K
Quittensaft	42	0,4	K
Rachengold, Salbei, *Storck*	376	<0,1	K
Rachengold, zuckerfrei, *Storck*, i.D.	235	<0,1	K
Raclettekäse, 48 % Fett i. Tr., 20 g	69	5,6	EF
Raclettekäse, Walliser, 52 % Fett i. Tr.	401	27	EF
Radi	14	0,2	BV
Radicchio	13	0,2	V
Radieschen, 1 Bund, 80 g	11	0,1	MV
Radikas, *Alpenhain*, 1 Port.	344	32	F
Radlermaß, 1 l	420	+	K
Raffaello, *Ferrero*, 1 St.	62	4,8	FK
Ragout Fin Dörffler, *Herta*	154	10	EF
Rahm, 10 % Fett	123	10,5	F
Rahm, 10 % Fett, 1 EL	12	1,1	F
Rahm, 30 % Fett	309	31,7	F
Rahm, 30 % Fett, 1 EL	31	3,2	F
Rahmbratensoße, *Knorr*, 1/4 l	175	11	F
Rahmsoße, *Knorr*, 1/4 l	151	8	FK
Raki, 45 %, 2 cl	68	0	
Rama, 70 % Fett	630	70	F
Rama Balance, Halbfettmargarine, 39 % Fett	370	39	F
Rambutan	65	0,1	
Ramee, 55 % Fett i. Tr., *Edelweiß*	347	30	F
Rande	41	0,1	BV
Rapskernöl, Bio, *Vitaquell*	819	91	F
Rapsöl	900	100	F
Rapsöl, 1 EL	90	10	F
Rapunzel	14	0,4	MV
Raspelschokolade zartbitter, *Schwartau*	465	25,7	FK
Ratsherrentopf, Minuto, *Birkel*, 1 Port.	207	7,9	FK

P
Q
R

Lebensmittel (verzehrbarer Anteil)	Kilokalorien kcal	Fett g	Nährwert
Räucherschinken, roh	152	7,7	E
Räuchertofu, Bio, *Alnatura*	130	6,9	E
Rauchfleisch	129	6,4	EF
Ravioli 4 formaggi, gekühlt, *Buitoni*, 1 Port., 125 g	376	12,5	FK
Ravioli in Tomatensauce, *Maggi*, 1 Dose, 300 g	267	6,6	K
Ravioli in Tomatensauce, *Sonnen Bassermann*	66	1,3	K
Ravioli mit Gemüse, vegetarisch, Bio, *Tartex*, 1 Dose	388	10,4	K
Ravioli Spinaci, *Hilcona*, 1 Port.	200	3,5	K
Rebhuhn	222	9	E
Red Snapper, Filet mit Haut	104	2,6	E
Regenbogenforelle	102	2,7	E
Regenbogenforelle, TK, *Eismann*	124	5,5	E
Regensburger, 1 St., 70 g, i.D.	232	21,6	F
Reginatrauben	68	0,3	V
Reh	127	2	E
Reh, Keule, Schlegel	97	1,3	E
Reherl	15	0,5	BM
Rehrücken	122	3,6	E
Reiberdatschi, TK, in 1 TL Öl gebraten, 2 St.	227	10,7	FK
Reineclaude	56	+	B
Reineclaude, 1 St., 10 g	6	+	B
Reis, 10-Minuten-, Kochbeutel, *Uncle Ben's*, 1 Port.	215	0,8	K
Reis, Basmati, *Uncle Ben's*	351	1,1	K
Reis, Langkorn & Wild-, *Uncle Ben's*	345	1,2	BK
Reis, Natur-	347	2,2	BM
Reis, parboiled, gekocht	106	0,2	K
Reis, parboiled, roh	344	0,5	K
Reis, Spitzen-Langkorn-, *Uncle Ben's*	347	1	K
Reis mit Huhn, Eintopf, *Sonnen Bassermann*, 1 Port.	328	14,4	E
Reiscracker, natur, *Quickvital*	370	2	K
Reiscracker, zartbitter, *Quickvital*	461	21	FK
Reisdrink, Bio, *Martin Evers*	56	1,1	K
Reisflocken, schmelzende, Bio, *Hipp*	376	0,7	K
Reisgebäck, jap., 50 g	215	4	K
Reismehl	352	0,7	K
Reismehl, 1 EL	53	0,1	K
Reis-Nudelsauce Chili, Bio, *Zwergenwiese*	54	0,3	K
Reis-Nudelsauce Curry, Bio, *Zwergenwiese*	71	0,7	K
Reisstärke	343	0	K
Reisstärke, 1 EL	51	0	K
Reisstärke, 1 TL	26	0	K
Reistag, Bio, *Dr. Ritter*	351	2,5	B
Reistopf mit Fleischklößchen, *Erasco*	70	3,4	FK
Reis-Vollkorn-Snack, 7 Korn, Bio, *Schneekoppe*	366	4	BK
Reizker	18	0,7	B

Lebensmittel (verzehrbarer Anteil)	Kilokalorien kcal	Fett g	Nährwert
Remoulade, 50 % Fett, 1 EL	150	13	F
Remoulade, 65 % Fett	641	65	F
Remoulade, 65 % Fett, 1 EL	160	16,3	F
Remoulade ohne Ei, Bio, *Vitam*	423	40,9	F
Renke	100	3,2	E
Rentierfleisch, mittelfett	171	9,4	E
Rentierschinken	264	25	EF
Rettich	14	0,2	BV
Rhabarber	13	0,1	B
Rhabarbertrunk, Bio, *Voelkel*	46	0,1	
Rheinischer Sauerbraten, TK, *Eismann*	94	1,9	E
Ribisel, rot	33	0,2	BV
Ribisel, schwarz	39	0,2	BV
Ribisel, weiß	30	+	BV
Ribiselgelee, 1 TL	25	+	K
Ribiselnektar, rot, 0,2 l	122	+	V
Ribiselnektar, schwarz, 0,2 l	128	+	V
Ricard, 43 %, 2 cl	68	0	
Rice Krispies, *Kellogg's*, 1 Port. (30 g + 125 ml fettarme Milch)	174	2,5	K
Ricotta	174	15	EF
Ricotta-Pastasauce, *Bernbacher*	122	9	F
Ricotta-Spinat-Tortelloni, TK, *Iglo*, 1 Port.	320	15	FK
Riesen, *Storck*	442	18,3	FK
Riesen-Bockwurst, 1 St.	267	24,7	F

Lebensmittel (verzehrbarer Anteil)	Kilokalorien kcal	Fett g	Nährwert
Riesengarnelen, TK, *Eismann*	69	0,7	E
Riesengarnelen in Knoblauch-Kräuteröl, *Nadler*	90	2	E
Riesen-Happen, *Langnese*, 1 St.	110	4,5	FK
Rinderbrust	200	14	EF
Rinderfilet	121	4	E
Rindergulasch, *Du darfst*, 1 Port.	356	8	EK
Rindergulasch, Menüschale, *Erasco*	99	3,2	E
Rinderhals	158	9	F
Rinderherz	124	6	EF
Rinderhirn	130	9,6	EF
Rinderleber	121	2,1	E
Rinderlunge	99	2,9	E
Rinderniere	116	5,1	E
Rinderroulade, *Du darfst*, 1 Port.	308	8	EK
Rinderroulade, Menüschale, *Erasco*	90	2,8	E
Rinderroulade, Menüschale, *Sonnen Bassermann*	81	3,3	EF
Rindersalami, Bio, *Alnatura*	302	24,1	EF
Rindersuppe, Würfel, 1 Port.	15	1	F
Rindertafelspitz	167	10	E
Rindertalg	896	99,5	F
Rinderzunge	209	15,9	EF
Rindfleisch, Blume	108	2,4	E
Rindfleisch, Brust, Brustkern	200	14	EF
Rindfleisch, Bug, Schulter	129	5,3	E

Lebensmittel (verzehrbarer Anteil)	Kilokalorien kcal	Fett g	Nährwert
Rindfleisch, Fehlrippe	146	6,4	E
Rindfleisch, Hochrippe, Schorrippe, Rostbraten	154	8,1	E
Rindfleisch, Kamm, Hals	150	8,1	E
Rindfleisch, Lende, Roastbeef	130	4,5	E
Rindfleisch, Oberschale	123	4,5	E
Rindfleisch, Schlegel, Keule	148	7,1	E
Rindfleisch, Schwanz	184	12	EF
Rindfleisch, Spannrippe, Querrippe	161	9	EF
Rindfleischbeinscheibe	141	6	F
Rindfleischkonserve, i.D.	196	13,6	EF
Rindfleisch-Nudeltopf, *Erasco*	43	1,4	K
Rindfleischsuppe, *Maggi*, 1 Port.	65	0,7	K
Rindfleischsuppe mit Nudeln, *Knorr*, 1 Port.	81	1	K
Rindsroulade	121	4,3	E
Ringapfel	255	1,6	BK
Ringapfel, 1 St.	26	0,2	BK
Risi Bisi, Express-Reis, *Uncle Ben's*, 1 Pkg.	375	5,3	K
Risottoreis, *Uncle Ben's*	342	0,4	K
Ritter Rum, *Ritter Sport*, 1 St.	89	5,5	FK
Ritz Cracker, *Griesson*, 1 St.	14	0,7	FK
Roastbeef	130	4,5	E
Rochen	93	1,3	E

Lebensmittel (verzehrbarer Anteil)	Kilokalorien kcal	Fett g	Nährwert
Roggen, ganzes Korn	296	1,7	BK
Roggenbrot	219	1	BK
Roggenbrot, 1 Scheibe, 40 g	88	0,4	BK
Roggenbrötchen, *Kamps*, 1 St.	277	1,3	K
Roggenflocken, 10 g	31	0,2	B
Roggenkeime, getr.	400	11,2	BV
Roggenkleie	176	4,3	B
Roggenmehl, Type 997	312	1,1	BK
Roggenmehl, Type 997, 1 EL	47	0,2	BK
Roggenmehl, Type 1150	319	1,3	B
Roggenmischbrot, 1 Scheibe, 40 g	85	0,4	BK
Roggenvollkornbrot	195	1,2	B
Roggenvollkornbrot, 1 Scheibe, 50 g	98	0,6	B
Roggen-Vollkornknäckebrot, *Wasa*, 1 Scheibe	40	0,2	B
Rohrohrzucker, Bio, *Alnatura*	390	0	K
Rohrohrzucker, Syramena, Bio, *Naturata*	403	0	K
Rollschinken, gekocht	125	3,7	E
Rolo, *Nestlé*	473	20,3	FK
Romadur, 20 % Fett i. Tr.	186	9	E
Romadur, 30 % Fett i. Tr.	225	14	EF
Romadur, 40 % Fett i. Tr.	274	20,1	EF
Romadur, 40 % Fett i. Tr., 20 g	55	4	EF

Lebensmittel (verzehrbarer Anteil)	Kilokalorien kcal	Fett g	Nährwert
Romadur, 50 % Fett i. Tr.	311	25,7	EF
Romadur, 50 % Fett i. Tr., 20 g	62	5,1	EF
Römersalat	14	0,2	V
Römische Pflaume	292	0,9	BK
Römische Pflaume, 1 St.	44	0,1	BK
Roquefort	362	30,6	F
Rosé Amselfelder, 0,25 l	195	0	
Rosenapfel (Jambose)	32	0,3	V
Rosenkohl	36	0,3	MV
Rosenkohl, Rahm-, TK, *Iglo*	69	4	MV
Rosenkohl, TK, *Iglo*	35	1,3	BV
Rosinen	292	0,6	BK
Rosinen, klein, 12 St., 5 g	15	+	BK
Rosinenbrot, 1 Scheibe, 40 g	135	0,4	K
Rosinenstuten, *Lieken Urkorn*	290	6	FK
Rostbratwurst, *Herta*	317	28,5	F
Rostbratwurst, Pute, *Höhenrainer*	254	22	F
Rostbratwürstl, Original Nürnberger, TK, *Bofrost*	348	32	F
Rösti, FP, *Pfanni*, 1 Port.	202	6	FK
Rösti, TK, *McCain*	185	8,5	FK
Röstzwiebeln, *Kühne*	580	44	F
Rotbäckchen Multi Rot, Bio, *Rabenhorst*	55	0,1	V
Rotbarsch	105	3,6	E
Rotbarsch, geräuchert	145	5,5	E
Rotbarschfilet, TK, *Eismann*	109	3,8	E
Rote Bete	41	0,1	BV
Rote Grütze, i.D.	120	1	K
Rote Grütze, Bio, *Allos*	145	0,3	K
Rote Grütze, *Schwartau*	113	0,2	K
Rote Grütze, Gartenfrucht, leicht, *Kühne*	51	0,2	K
Rote Grütze mit Bourbon-Vanillesoße, Diät, *Dr. Oetker*, 1 Becher	99	1,9	K
Rote Meerbarbe	98	2	E
Rote Rübe	41	0,1	BV
Rote Traube in Apfel, Fruchtsaft, Bio, *Hipp*	50	0,4	MV
Rote-Bete-Kugeln, *Hengstenberg*	42	0,1	MV
Rote-Bete-Saft, Bio, *Rabenhorst*	37	0,1	MV
Rote-Bete-Saft, *Schneekoppe*	40	0	MV
Rote-Bete-Salat, *Hengstenberg*	42	0,1	MV
Rote-Bete-Scheiben, *Specht*	49	0,1	K
Rotessa, Rotkraut oder Rotkohl, *Hengstenberg*	47	0,2	K
Rotkappe	18	0,8	BE
Rotkohl, Apfel-, Glas, *Specht*	51	0,2	K
Rotkohl, natur, TK, *Iglo*	40	0,1	BV
Rotkohl (Rotkraut)	21	0,2	BV
Rottaler Klosterkäse, Knoblauch & Kräuter, *Alpenhain*, 1 Port.	406	38	F

Lebensmittel (verzehrbarer Anteil)	Kilokalorien kcal	Fett g	Nährwert
Rottaler Klosterkäse, natur, *Alpenhain*, 1 Port.	406	38	F
Rotwein, 0,25 l, i.D.	168	*	
Rotweincreme, *Dr. Oetker*, 1 Port.	223	9,9	FK
Rotweinessig, *Hengstenberg*	20	*	
Rougette Landkäse, 60 % Fett i. Tr., *Champignon*	375	32	F
Rouladenfüllung, *Löwensenf*	125	9,2	F
Rübchen, *Kamps*, 1 St.	210	5,2	EK
Rübensirup, Rübenkraut	270	0,1	K
Rübensirup, Rübenkraut, 1 EL	54	+	K
Rübstiel	24	0,3	V
Ruchbrot	224	1,2	BK
Ruchmehl, Weizenmehl Type 1100	327	1,7	BK
Rüebli	25	0,2	MV
Rührei, 1 St.	120	9	EF
Rührei mit Tomate, 1 Port.	189	14,6	EF
Rum, 54 %, 2 cl	62	0	
Rum, Stroh-, 80 %, 2 cl	134	0	
Rum, Verschnitt, 38 %, 2 cl	62	0	
Rum mit Cola, (0,2 l Cola + 2 cl Rum)	168	0	K
Rumaroma, *Dr. Oetker*, 1 Fläschchen	3	0	
Rumkugel	403	10,4	FK
Rumkugel, 1 St., 10 g	40	1	FK
Rumrosinen, *Schwartau*	261	0,7	K
Russisch Brot, *Griesson*	389	1	K
Russischer Zupfkuchen, BM, *Dr. Oetker*, 1 St.	504	29,9	FK
Sachertorte, TK, *Coppenrath & Wiese*	366	15,4	FK
Saftbären, *Haribo*	338	0	K
Saftschinken, Puten-, *Höhenrainer*	118	4	E
Sagomehl	341	0,1	BK
Sagomehl, 1 EL	51	(0)	BK
Sahne, 10 % Fett	123	10,5	F
Sahne, 10 % Fett, 1 EL	12	1	F
Sahne, 30 % Fett	309	31,7	F
Sahne, 30 % Fett, 1 EL	31	3,2	F
Sahne, 30 % Fett, 1 TL	15	1,6	F
Sahne, geschlagen, 1 Port., 25 g	77	7,9	F
Sahne, geschlagen, 1 EL	31	3,2	F
Sahne, sprühfertig, *Natreen*, 1 Port., 25 g	49	3,8	F
Sahnecamembert, 50 % Fett i. Tr., *Striegistaler Zwerge*	333	28	EF
Sahnejoghurt, mild, Frucht, *Zott*, i.D.	137	7,7	F
Sahnekaramelle, 1 St.	39	0,5	K
Sahne-Marzipan-Torte, TK, *Coppenrath & Wiese*	355	17,5	FK
Sahnemeerrettich, 1 EL	61	5,5	F
Sahnepudding, Vanille, *Landliebe*	153	8,6	FK
Sahnepulver, 10 g	58	4,2	F
Sahnequark, 40 % Fett i. Tr.	160	11,4	EF

Lebensmittel (verzehrbarer Anteil)	Kilokalorien kcal	Fett g	Nährwert
Sahnesoße für Lachs, *Thomy*	182	17,7	F
Sahnesteif, *Dr. Oetker*, 8 g	29	0	K
Sahne-Strudel, Puddis, *Campina*, i.D.	124	5,6	FK
Sahne-Windbeutel, Vanille, TK, *Coppenrath & Wiese*	247	16,1	FK
Salami, *Du darfst*	263	19	EF
Salami, deutsche, i.D.	371	33	F
Salami, Edel-, *Herta*	340	24	EF
Salami, Premium-, *Weight Watchers*	241	16,5	EF
Salatcreme Joghurt, *Thomy*	292	27,1	F
Salat-Croûtons, Sonnenblumenkerne, *Knorr*, 1 Pkg.	137	10	FK
Salatfix, American, leicht, *Kühne*	107	5,2	FK
Salatfix Joghurt, *Kühne*	213	19	FK
Salatkrönung, 7 Kräuter, *Knorr*, 1 Btl. zubereitet	390	42	F
Salat-Mayonnaise, *Thomy*	521	54,1	F
Salat-Mayonnaise, 50 % Pflanzenölgehalt, *Knorr*	491	50	F
Salatsauce Balsamico, *Develey*, 75 ml	57	2,3	F
Salatsauce Joghurt, *Develey*	180	15,2	F
Salatsauce Salatfix mit Gartenkräutern, Joghurt leicht, *Kühne*	141	10,5	F
Salatsauce Vinaigrette, *Develey*	270	24,9	F
Salm	202	13,6	EF
Salsa, Gourmet-Dip, Bio, *Tartex*	81	0,8	K
Salsa Carbonara, *Hilcona*	200	15,4	FK
Salsa Formaggio Rosso, *Hilcona*	120	8,4	F
Salsa Pesto Basilico, *Hilcona*	520	54,6	F
Salsa Texicana, *Maggi*	96	0,1	K
Saltletts Sticks Classic, *Lorenz*	382	5,5	FK
Salz	0	0	M
Salzbrezeln, kandierte Lakritze, *Haribo*	337	0	K
Salzbrezeln, *Lorenz*	384	7,5	K
Salzgurke	30	0,2	
Salzhering	218	15,4	EF
Salzmandel, *Ültje*	631	56	F
Salzstangen, 5 St.	26	+	K
Sambal Oelek, *Kattus*	41	1,3	K
San-Daniele-Schinken	147	3,7	F
Sanddornbeere	89	7,1	BV
Sanddornkonzentrat, 10 g	40	3	V
Sandwich, Knäckebrotriegel, Käse, *Wasa*, 1 St.	85	5	FK
Sandwichcreme, *Thomy*	673	64,2	F
Sandwicheis Erdbeer-Vanille-Schoko, *Natreen*, 1 St.	87	2,5	K
Sanella, 75 % Fett	675	75	F

Lebensmittel (verzehrbarer Anteil)	Kilokalorien kcal	Fett g	Nährwert
Sangria, 0,2 l	200	0	
Sangrita, alkoholfrei, 5 cl	12	0,5	
Sanoghurt auf Früchten, 1,5 % Fett, Bio, *Heirler*, 1 Becher, 150 g, i.D.	129	2	EK
Sanoghurt pur, 1,5 % Fett, Bio, *Heirler*	56	1,5	E
Sapodille (Breiapfel)	86	0,9	B
Sapote	94	0,5	V
Sapote, 1 St., 85 g	80	0,4	V
Sardelle	101	2,3	E
Sardellenfilet in Öl, abgetropft, 1 St.	11	0,2	E
Sardellenpaste, 1 TL	20	1,1	E
Sardine, frisch	118	4,5	E
Satsuma	46	0,3	V
Satsuma, 1 St., 40 g	18	0,1	V
Sauce al 4 Formaggi, gekühlt, *Buitoni*, 1 Port.	188	16,1	F
Sauce al Gusto Bolognese, *Knorr*	76	3	E
Sauce Béarnaise, *Thomy*	206	20,6	F
Sauce Béarnaise légère, *Thomy*	94	7,7	F
Sauce Béchamel, *Thomy*	185	17,6	F
Sauce Béchamel légère, *Thomy*	97	7,6	F
Sauce Hollandaise, *Thomy*	234	23,6	F
Sauce Hollandaise légère, *Thomy*	94	7,6	F
Sauce Panna Arrabbiata, *Buitoni*, 1 Port.	158	14	FK
Sauce Tomato al Gusto, Kräuter, *Knorr*	32	<1	
Sauerampfer	25	0,4	V
Sauerbraten in Soße, TK, *Bofrost*	116	2,7	E
Sauerbraten mit Spätzle und Rotkohl, Menüschale, *Sonnen Bassermann*	83	1,7	EK
Sauerkirsche	53	0,5	V
Sauerkirsche, Dose	83	0,2	K
Sauerkirschkonfitüre, 1 TL	25	+	K
Sauerkirschsüßmost, 0,2 l	120	0	
Sauerkraut, abgetropft	17	0,3	BV
Sauerkraut, fix & fertig, *Specht*	43	2,6	V
Sauerkraut Mildessa, Bio, *Hengstenberg*	17	0,1	BV
Sauerkrautsaft, Bio, *Rabenhorst*	12	+	V
Sauerkrauttopf mit Kasselerschulter, *Buss*	87	4,4	EK
Sauermilch, 3,5 % Fett, 0,25 l	160	8,8	EM
Sauerrahm, 10 % Fett, 1 EL	29	2,5	F
Sauerrahm, extra, 18 % Fett, 1 EL	47	4,5	F
Sauerteig-Extrakt, Bio, *Vitam*	282	2,5	B
Saure Johannisbeeren, *Katjes*	349	0,2	K
Saure Pommes, *Haribo*	345	0	K
Scampi	87	1,4	E
Scampi, 1 St., geschält, 10 g	8	0,1	E

Lebensmittel (verzehrbarer Anteil)	Kilokalorien kcal	Fett g	Nährwert
Schabefleisch, Kalb	123	3	E
Schabefleisch, Rind	112	3	E
Schaffleisch, s.a. Lamm			
Schaffleisch	222	17,2	EF
Schaffleisch, mager	139	6,8	E
Schafkäse, 45 % Fett i. Tr.	235	18,8	EF
Schafkäse, Kaschkaval	346	36	F
Schafkäse, Pecorino, 36 % Fett i. Tr.	368	30	F
Schafkäse, Ricotta, 30 % Fett i. Tr.	174	15	F
Schafmilch, 6 % Fett, 0,25 l	243	15,8	F
Schalotte	28	0,3	M
Schaschlik-Ketchup, *Kraft*	100	0,4	K
Schaschlik-Pfanne, Menüschale, *Sonnen Bassermann*	106	3,6	EK
Schaschliksauce, *Kühne*	116	0,7	K
Schattenmorellen	53	0,5	KV
Schattenmorellen, Glas, *Natreen*	34	0,3	K
Schaumkuss, Super, *Dickmann's*, 1 St.	104	3	K
Schaumkuss Schoko-Strolche, *Dickmann's*, 1 St.	35	1,4	K
Schaumwein, Blanc Fussy, brut	69	0	
Schaumzucker, *Haribo*, i.D.	343	0,5	K
Scheibletten Velveta Toast, *Kraft*	245	16,5	EF
Scheibletten Velveta Toast leicht, *Kraft*	205	10,5	E

Lebensmittel (verzehrbarer Anteil)	Kilokalorien kcal	Fett g	Nährwert
Schellfisch	77	0,6	E
Schellfisch, geräuchert	93	0,5	E
Schichtkäse, 10 % Fett i. Tr.	80	2	E
Schichtkäse, 20 % Fett i. Tr.	109	5	EF
Schichtkäse, Sahne-, 50 % Fett i. Tr.	175	14,5	F
Schill	83	0,7	E
Schillerlocke	302	24,1	EF
Schimmelpilzkäse, 50 % Fett i. Tr., i.D.	345	27,9	EF
Schinken, fett, geräuchert	152	7,7	EF
Schinken, gekocht	125	3,7	E
Schinken, Truthahn-, gekocht	126	5	EF
Schinkennudeln, Wirtshaus, *Maggi*, 1 Port.	301	2,1	K
Schinkenplockwurst	396	31,9	F
Schinken-Ricotta-Cappelletti, *Steinhaus*	228	6,5	K
Schinkenrotwurst, Thüringer	230	18	F
Schinkenspeck (geräucherter Schinken)	152	7,7	EF
Schinkenspicker, deftig, *Rügenwalder Mühle*	167	11	EF
Schinkenspicker, klassisch, *Rügenwalder Mühle*	204	16	EF
Schinkenwurst, Delikatess-, *Weight Watchers*	129	5	E
Schinkenwurst, Puten-, *Höhenrainer*	184	14	EF

Lebensmittel (verzehrbarer Anteil)	Kilokalorien kcal	Fett g	Nährwert
Schinkenwürstchen, *Hareico*	285	25	F
Schinkenwürstchen So leicht, *Hareico*	195	15	EF
Schinken-Zwiebelmettwurst, *Zimbo*	280	24	F
Schlagobers, 1 Port., 25 g	77	7,9	F
Schlagobers, 1 EL	31	3,2	F
Schlagobers, gesüßt, 1 TL	28	2,1	FK
Schlagrahm, 32 % Fett, *Weihenstephan*	310	32	F
Schlagsahne, 1 Port., 25 g	77	7,9	F
Schlagsahne, 1 EL	31	3,2	F
Schlagsahne, gesüßt, 1 TL	28	2,1	FK
Schleie	77	0,7	E
Schlemmerfilet à la Bordelaise, TK, *Iglo*, 1 Port.	302	17,5	EF
Schlemmerfilet Champignon, TK, *Iglo*, 1 Port.	422	30,4	EF
Schlemmerpastete, Bio, *Martin Evers*, i.D.	222	18,8	F
Schlemmerpfanne Helgoland, TK, *Iglo*	114	8,3	E
Schlosserbuben, 1 Port.	400	14	K
Schlüferli, 1 St.	95	1	K
Schlüterbrot	188	1	B
Schlüterbrot, 1 Scheibe, 40 g	75	0,4	B
Schmalz, Schwein, Gans, i.D.	897	99,6	F
Schmalz, Schwein, Gans, 1 EL, i.D.	179	19,9	F
Schmalzfleisch, Dose	374	35	F
Schmalzgebäck, 1 St.	200	15	FK
Schmand, 22 % Fett, *Zott*	225	22,1	F
Schmelzflocken, Bio, *Kölln*	345	5,9	BK
Schmelzflocken, Dinkel-Hafer, Bio, *Kölln*	338	4,3	BK
Schmelzkäse, 20 % Fett i. Tr., 1 Ecke, 62,5 g	118	6,3	EF
Schmelzkäse, 45 % Fett i. Tr., 1 Ecke, 62,5 g	169	14,8	EF
Schmelzkäse, Toast, 20 % Fett i. Tr., 20 g	41	2,2	EF
Schmelzkäse Kräuter, 50 % Fett i. Tr., *Milkana*, 20 g	68	6	F
Schmelzkäse Schmelzli, 28 % Fett i. Tr., *Du darfst*	191	11	E
Schmelzkäseecken Sahne, 50 % Fett i. Tr., *Hochland*, 1 Ecke, 25 g	75	6,8	EF
Schmelzkäsezubereitung, Kräuter, *Du darfst*	191	11	E
Schmelzkäsezubereitung, Salami, *Du darfst*	187	11	E
Schnaps, s. einzelne Sorten			
Schnittlauch, gehackt, 1 EL	1	+	V
Schnitzel Cordon-Bleu-Art, *Herta*	300	13	FK
Schnitzel in Panade, vegetarisch, *Granovita*, 1 St.	301	16,3	E

Lebensmittel (verzehrbarer Anteil)	Kilokalorien kcal	Fett g	Nährwert
Schnitzel-Sahnesoße, *Thomy*	252	26,3	F
Schoko & Sahne, *Weight Watchers*, 1 Becher	108	4	K
Schokodekorblätter, zartbitter, *Schwartau*	580	43,4	FK
Schokodrink, Instant, *Natreen*, 1 Tasse	43	1,1	K
Schokokuchen, BM, Bio, *Alnatura*	381	3,2	K
Schokolade, 1 St., 6 g, i.D.	34	1,9	FK
Schokolade, 1 Tafel, 100 g, i.D.	560	32	FK
Schokolade, Blanc, Bio, *Fairena*	596	42	FK
Schokolade, dunkle Voll-Nuss, *Ritter Sport*	556	40	FK
Schokolade, ganze Mandel, *Ritter Sport*	546	37	FK
Schokolade, Haselnuss, Milka, *Kraft*	555	36	FK
Schokolade, Joghurt, Milka, *Kraft*	565	36	FK
Schokolade, Karamell Nuss, *Ritter Sport*	581	40	FK
Schokolade, Milchcreme, Milka, *Kraft*	575	38,5	FK
Schokolade, Neapolitaner Waffel, *Ritter Sport*	550	36	FK
Schokolade, Nougat Creme, Milka, *Kraft*	560	37	FK
Schokolade, Nuss, Bio, *Fairena*	590	44,4	FK
Schokolade, Sahnecreme, Milka, *Kraft*	605	44,5	FK
Schokolade, Trauben-Nuss, *Ritter Sport*	501	29	FK

Lebensmittel (verzehrbarer Anteil)	Kilokalorien kcal	Fett g	Nährwert
Schokolade, Trauben-Nuss, Milka, *Kraft*	490	25,5	FK
Schokolade, Vollmilch	531	30	FK
Schokolade, Vollmilch, *Ritter Sport*	533	31	FK
Schokolade, weiße Crisp, *Nestlé*	539	29,8	FK
Schokolade, zartherb, Milka, *Kraft*	545	36	FK
Schokoladenkuchen, BM, *Aurora*	402	22,1	FK
Schokoladenpudding, Gala, *Dr. Oetker*, 1 Port.	150	2,7	K
Schokoladenpudding mit Vanillesoße, Puddis, *Campina*	110	2,9	K
Schokoladen-Sahne-Torte, TK, *Coppenrath & Wiese*	298	18,5	FK
Schoko-Maiswaffeln, zartbitter, Bio, *Alnatura*	478	21,6	FK
Schoko-Mandel-Kuchen, BM, 1 St.	168	11	FK
Schokomüsli, *Kölln*	388	11,3	FK
Schokomüsli, glutenfrei, *3 Pauly*	394	10,6	K
Schokopudding mit Vanillesauce, *Müller*	116	3,2	K
Schoko-Reiswaffel, Vollmilch, Bio, *Alnatura*	503	25,3	FK
Schoko-Split, *Eismann*, 1 Port.	123	6,5	FK
Schokostreusel, *Schwartau*	426	15,7	FK
Schoko-Toffees, *Storck*	470	20,7	FK
Scholle	86	1,9	E

Lebensmittel (verzehrbarer Anteil)	Kilokalorien kcal	Fett g	Nährwert
Scholle, pazifische, Naturfilets, TK, *Iglo*	61	0,6	E
Schollenfilet, TK, *Eismann*	86	2	E
Schorle, rot oder weiß, 0,25 l	93	0	
Schupfnudeln, *Steinhaus*	151	1,3	K
Schupfnudeln, *Bürger*	183	2,5	K
Schupfnudeln, TK, *Bofrost*	158	1,1	K
Schüttel-Shake, Milchkaffee, *Bärenmarke*, 1 Pkg.	260	6,8	K
Schüttel-Shake, Schoko-Nougat, *Bärenmarke*, 1 Pkg.	296	9,6	K
Schwäbische Käsespätzle, Wirtshaus, *Maggi*, 1 Port.	301	2,1	FK
Schwämme (Pilze), getr., 10 g, i.D.	11	0,3	BE
Schwammerl, i.D.	18	0,5	BM
Schwartenmagen, i.D.	254	21,9	F
Schwarzbrot, rheinisches, 1 Scheibe, 40 g	95	1	B
Schwarzbrot mit Teff, glutenfrei, *3 Pauly*	223	5,2	BK
Schwarze Johannisbeere, Fruchtaufstrich, Diät, *Schneekoppe*	169	0,1	K
Schwarzer Tee	0	0	M
Schwarzgeräuchertes, i.D.	396	27	F
Schwarzkümmelöl, *Vitaquell*	819	91	F
Schwarzwälder Kirschtorte, 1 St.	590	38	FK
Schwarzwälder Kirschtorte, TK, *Coppenrath & Wiese*	254	12,1	FK
Schwarz-Weiß-Gebäck, Frischteig, gebacken, *Nestlé*	529	29	FK
Schwarzwurzel	16	0,4	MV
Schwedenhappen, 1 Port., 75 g	152	10	F
Schwedenmilch, Bio, *Heirler*, 1 Becher, 500 g	305	17,5	EF
Schwedensalat, mit Tofu, *Vitaquell*	250	22	EF
Schweinebacke	539	55,5	F
Schweinebauch	261	21,1	F
Schweinebraten, Menüschale, *Erasco*	73	2,5	E
Schweinebraten in Bratensauce, rustikaler, TK, *Bofrost*	84	2,3	EF
Schweinebratensoße, *Maggi*, 1 Port., 60 ml	24	1,4	F
Schweinefilet	104	2	E
Schweinefleisch, Bug, Schulter	217	16,5	EF
Schweinefleisch, Flomen (Bauchfett)	854	94,4	F
Schweinefleisch, Hals, Kamm	191	13,8	EF
Schweinefleisch, Schlegel, Keule	274	22,9	F
Schweinegeschnetzeltes, *Du darfst*, 1 Port.	308	8	E
Schweinegeschnetzeltes in Rahmsoße, Menüschale, *Sonnen Bassermann*	83	3,8	E

Lebensmittel (verzehrbarer Anteil)	Kilokalorien kcal	Fett g	Nährwert
Schweinegeschnetzeltes Waidmanns Art, TK, *Bofrost*	87	3	E
Schweinegulaschtopf mit Nudeln, *Buss*	85	2,7	EK
Schweinehaxe, hintere (Eisbein)	186	12,2	EF
Schweinehaxe, vordere	178	10,8	EF
Schweineherz	91	2,6	E
Schweinehüfte	103	1,5	E
Schweinekopf	299	26,2	F
Schweinekotelett	150	5,2	EF
Schweineleber	124	4,9	E
Schweinelunge	114	6,7	E
Schweineniere	96	3,8	E
Schweinenuss	102	1,5	E
Schweineoberschale	106	1,9	E
Schweinerücken	133	5,2	EF
Schweineschmalz, 1 EL	180	19,9	F
Schweineschnitzel	106	1,9	E
Schweineschnitzel, *Herta*	191	7,2	EF
Schweinezunge	194	14,8	EF
Schweinswürstchen, 1 Paar, 70 g	207	19,8	F
Schweizer Bio-Müesli Früchte, Bio, *Hipp*, 1 Port. (40 g + 60 ml fettarme Milch)	179	3,8	BK
Schweizer Bio-Müesli Schoko & Knusperkissen, Bio, *Hipp*, 1 Port. (40 g + 60 ml fettarme Milch)	195	5,8	BK
Schwertfisch	117	4,4	E
Schweser	99	3,4	E
Scotch Whisky, 40 %, 4 cl	99	*	
Seeaal, geräuchert	167	7	EF
Seehecht	91	2,5	E
Seehechtfilet in Dillsauce, Menüschale, *Sonnen Bassermann*	69	4,1	E
Seelachs, geräuchert	98	0,8	E
Seelachs, Naturfilets, TK, *Iglo*	81	1	E
Seelachs (Köhler)	81	0,9	E
Seelachs in Öl, abgetropft	150	8	EF
Seelachsfilet, Alaska-, TK, *Bofrost*	74	0,8	E
Seeteufel	66	0,7	E
Seewolf	81	2	E
Seezunge	83	1,4	E
Seitanmedaillons, Bio, *Alnatura*	119	2	E
Sekt, halbtrocken	80	*	
Sekt, süß	85	*	
Sekt, trocken	75	*	
Selchkarré	315	28	F
Selchspeck	621	65	F
Sellerie, Dose	16	0,3	BM
Sellerie, Knollen-	18	0,3	BM
Sellerie, Stauden-	15	0,2	BV
Sellerie in Scheiben, Bautzner Spreetaler, *Specht*	29	0,2	
Selleriesalat, *Hengstenberg*	25	0,2	B
Selleriesalat, Feinschnitt, *Kühne*	47	0,3	B
Semmel, 1 St., 30 g	82	0,6	K
Semmelbrösel	358	2,1	K
Semmelbrösel, 1 EL	72	0,4	K
Semmeli, 1 St., 60 g	164	1,1	K
Semmelknödel im Kochbeutel, FP, *Maggi*	348	2,2	K

Lebensmittel (verzehrbarer Anteil)	Kilokalorien kcal	Fett g	Nährwert
Semmelknödel im Kochbeutel, FP, *Pfanni*, 2 St.	264	7	K
Semmelmehl, 1 EL	54	0,3	K
Senf, Delikatess-, *Thomy*	118	7,3	F
Senf, Hausmacher-, *Develey*	238	6,9	
Senf, scharf, *Thomy*	172	14,4	F
Senf, süß, *Thomy*	163	6,5	
Senf Gourmet Rotisseur, *Hengstenberg*	160	11,3	F
Senffrüchte	263	0	
Senffrüchte, 1 EL	29	0	
Senfgurken, *Specht*	44	0,2	
Sesam-Knäckebrot, *Wasa*, 1 Scheibe	55	1,5	K
Sesam-Krokantriegel, Bio, *Alnatura*, 1 St.	140	7,3	FK
Sesamöl	819	91	FV
Sesamöl, 1 EL	82	9,1	FV
Sesamöl, *Mazola*	828	92	FV
Sesamöl, *Vitaquell*	819	91	FV
Sesamöl, nativ, Bio, *Naturata*	884	100	FV
Sesamsamen, 1 EL	57	5	F
Sharonfrucht	72	0,3	V
Sherry cream, 5 cl	70	0	
Sherry dry, 5 cl	59	0	
Sherry medium, 5 cl	60	0	
Sherryessig Exquisitessig, *Kühne*	22	<0,1	
Shiitake-Pilz, frisch	42	0,2	B
Shrimps, ausgelöst	87	1,4	E
Side Car, 8 cl	161	+	
Silberzwiebel, eingelegt, 1 St.	2	0	
Simonsbrot	188	1	B
Simonsbrot, 1 Scheibe, 40 g	75	0,4	B
Skorpa, Vollkorn, *Wasa*, 1 St.	24	0,1	K
Slibovitz, 38 %, 2 cl	60	0	
Smacks, *Kellogg's*, 1 Port. (30 g + 125 ml fettarme Milch)	171	3	K
Smarties, *Nestlé*	456	17,2	FK
Smarties, *Nestlé*, 1 St.	5	0,2	FK
Smarties Fun Stick, *Schöller*, 1 St.	121	5	FK
Smarties Mini, *Nestlé*, 1 Pkg.	66	2,5	FK
Smarties Pop up Eiscreme, *Schöller*, 1 St.	122	5	FK
Smiles, TK, *McCain*	203	9	FK
Smoothie Ananas-Banane, *Chiquita*	59	0,1	KM
Smoothie Beerenfrucht, Bio, *Alnatura*, 1 Becher	178	0,3	KV
Smoothie Heidelbeer-Banane, Bio, *Alnatura*, 1 Becher	182	0,3	KV
Smoothie Himbeer-Granatapfel, *Chiquita*	63	0,2	BV
Smoothie Kokos-Mango, *Chiquita*	79	2,4	KM
Snickers, *Masterfoods*, 1 St.	288	15,6	FK
Snickers Eiscreme, *Masterfoods*, 1 St.	184	11,2	FK
Sodawasser	0	0	
Soft Cake Orange, *Griesson*, 1 St.	49	1,3	FK
Softeis, 1 Port., 50 g	58	1,5	FK
Soja Cuisine, *Alpro Soja*	170	17,2	F

Lebensmittel (verzehrbarer Anteil)	Kilokalorien kcal	Fett g	Nährwert
Soja fettarm, *Hensel*	311	3	BE
Soja-Aufstrich Champignon, Bio, *Alnatura*	242	20	F
Sojabohnen, roh	339	18,3	BE
Sojabohnensprossen	50	1	MV
Sojabohnensprossen, Dose	41	1	
Sojabrot, 1 Scheibe, 40 g	144	9,3	BE
Sojadessert, Schoko, *Alpro Soja*	88	2,3	EK
Sojadessert, Schoko, Bio, *Vitaquell*	95	1,7	EK
Sojadessert, Vanille, *Alpro Soja*	80	1,8	EK
Sojadessert, Vanille, Bio, *Vitaquell*	85	1,8	EK
Sojadrink, Kalzium, *Alpro Soja*	43	1,9	E
Sojadrink, Kalzium, gekühlt, light, *Alpro Soja*	29	1,2	E
Sojadrink, natur, Bio, *Vitaquell*	35	2,2	E
Sojadrink, ohne Zucker- und Salzzusatz, *Alpro Soja*	35	2,2	E
Sojadrink, ungesüßt, Bio, *Martin Evers*	39	2,3	E
Sojadrink, Vanille, *Alpro Soja*	63	1,9	EK
Sojafilet, paniert, *Eden*	171	5,4	E
Sojafleisch, trocken, i.D.	249	2,2	BE
Sojaflocken, *Hensel*	397	21	BE
Sojaflocken, 1 EL	47	2	EF
Sojagulasch, vegetabiles, Bio, *Tartex*, 1 Dose	504	26,8	E
Sojakost für Gerichte nach Hackfleischart, *Hensel*	285	1	BE
Sojamehl, entfettet, 1 EL	39	0,2	E
Sojamehl, vollfett, 1 EL	72	4,1	EF
Sojamilch, 0,2 l	104	3,7	E
Sojaöl, Bio, *Vitaquell*	819	91	F
Sojaöl, Bio, *Vitaquell*, 1 EL	82	9,1	F
Sojapflanzenfleisch, trocken	249	2,2	BE
Sojasauce, 1 EL	16	0,8	E
Sojaschrot, *Hensel*	455	26	EF
Sojasprossen	50	1	MV
Soja-Steakli, *Granovita*	359	1,5	E
Soja-Teigwaren, roh, Bio, *Hensel*, i.D.	348	4	BK
Sojawurst, i.D.	313	27,3	EF
Solero Exotic, *Langnese*, 1 St.	99	2,5	K
Solruta, Quinoa & Roggen, *Wasa*, 1 Scheibe	95	2	BK
Sommergemüse, TK, Bio, *Alnatura*	34	0,3	MV
Sonne & Olive, *Thomy*	900	100	F
Sonnenblumenbrötchen, *Kamps*, 1 St.	305	12,3	BK
Sonnenblumenkerne, 1 EL	87	7,4	FV
Sonnenblumenmargarine, *SB*	720	80	F
Sonnenblumenöl	898	99,8	F
Sonnenblumenöl, 1 EL	90	<10	F
Soße zum Braten, *Maggi*, 1 Port., 60 ml	22	1	FK
Soßenpulver, Vanille, *Dr. Oetker*	73	1,5	K

Lebensmittel (verzehrbarer Anteil)	Kilo-kalorien kcal	Fett g	Nährwert
Soßenpulver ohne Kochen, *Dr. Oetker*, 50 g, i.D.	49	1,4	K
Spaghetti, roh	362	1,2	K
Spaghetti Bolognese, *Weight Watchers*, 1 Port.	329	1,8	KV
Spaghetti Bolognese, FP, *Maggi*, 1 Port., 810 g	583	17	K
Spaghetti Bolognese, Menüschale, *Erasco*	112	3,9	EK
Spaghetti mit Wildlachs, TK, *Apetito*	120	4	EK
Spaghettieis-Becher, *Eismann*, 1 Port.	149	6,8	FK
Spargel	18	0,2	MV
Spargelabschnitte, Libbys, *Nestlé*	4	0,1	MV
Spargelcremesuppe, *Buss*	59	4,5	F
Spargelcremesuppe, *Erasco*	43	3	F
Spargelcremesuppe, *Knorr*, 1 Port.	109	6	FK
Spargelcremesuppe, *Maggi*, 1 Port., 250 g	73	2,7	FK
Spargelcremesuppe, konzentr., *Knorr-Unox*, 1 Port.	83	3	FK
Spargelköpfe, Libbys, *Nestlé*	8	0,1	MV
Spätzle, *Hilcona*, 1 Port.	180	1,4	K
Special K, *Kellogg's*, 1 Port. (30 g + 125 ml fettarme Milch), i.D.	174	3,2	K
Speck, durchwachsen	621	65	F
Speisestärke, Weizenstärke	347	0,1	K
Speisestärke, 1 TL	17	+	K
Spekulatius, Mini, Schoko, *Bahlsen*	481	21	FK
Spekulatius aus Mürbeteig, 1 St.	49	2,6	FK
Spiegelei, 1 St.	119	10,1	F
Spinat	15	0,3	BV
Spinat, jung, Minis, TK, *Iglo*	15	0,1	BV
Spinat, Rahm-, TK, *Iglo*	53	2,9	V
Spinat-Käse-Taschen, Bio, *Alnatura*	231	11,4	FK
Spirli-Nudeln, *Erasco*	67	1,9	K
Spitzkohl	23	0,3	BV
Sprite, *Coca-Cola*, 0,2 l	74	0	K
Sprite Zero, *Coca-Cola*, 0,2 l	2	0	
Spritzgebäck, 1 St., 10 g	53	3,3	FK
Sprotte	216	16,6	EF
Sprotte, geräuchert	243	18,4	EF
Squash	26	0,2	MV
Stachelbeere	37	0,2	BV
Stangenkäse, Doppelrahmstufe	377	34,7	F
Starkbier, 0,5 l	300	0	
Stärkemehl	347	0,1	K
Stärkemehl, 1 TL	17	(0)	K
Staubzucker	400	0	K
Staubzucker, 1 EL	40	0	K
Staubzucker, 1 TL	20	0	K
Staudensellerie	15	0,2	BV
Steakhouse-Pfanne, TK, *Frosta*	111	5,2	FK
Steaklets, TK, *Iglo*, 1 St.	156	11,3	F
Steaksoße Gourmet, *Kühne*	98	0,2	K

Lebensmittel (verzehrbarer Anteil)	Kilokalorien kcal	Fett g	Nährwert
Steckrübe	34	0,2	BV
Steckrübentopf, *Buss*	47	1,5	
Steinbeißer	81	2	E
Steinbeißer, geräuchert	124	3,6	E
Steinbutt	82	1,7	E
Steinmetzbrot	211	0,8	B
Steinmetzbrot, 1 Scheibe, 40 g	84	0,3	B
Steinpilz	27	0,4	BE
Steinpilz, getr., 10 g	16	0,3	B
Steinpilz-Hefebrühe, zubereitet, *Vitam*	6	0,3	
Stelze, Schweinshaxe	186	12,2	EF
Sternchensuppe, *Knorr*, 1 Port.	95	1	K
Sticksi, Gurkensticks, süß-würzig, *Hengstenberg*	44	0,2	
Stielmus	24	0,3	V
Stockfisch	339	2,5	E
Streichcreme Aubergine, Bio, *Alnatura*	347	34,7	F
Streichfein pur und Kräuter, Bio, *Heirler*, i.D.	268	24	F
Streuselteig, BM, *Dr. Oetker*	465	22	FK
Streusüße, *Canderel*, 1 TL	2	0	
Streuwürze, 1/2 TL	3	0	
Studentenfutter deluxe, *Ültje*, 25 g	138	10,3	FK
Studentenfutter original, *Ültje*, 25 g	132	9	FK
Studentenfutter Special, *Lorenz*	494	30	FK
Suchard Express, Instantkakao, *Kraft*	365	3	K
Südwein, 5 cl, i.D.	70	0	

Lebensmittel (verzehrbarer Anteil)	Kilokalorien kcal	Fett g	Nährwert
Sultaninen	266	*	BK
Sultaninen, 1 EL	27	*	BK
Sülzwurst	171	8,3	E
Suppe, s.a. einzelne Sorten			
Suppe, gebunden (Beutel), 1 Port., i.D.	70	3	F
Suppe, gebunden (Dose), 1 Port., i.D.	70	3	F
Suppe, kalorienarm, 1 Port., i.D.	40	0	
Suppengemüse, TK, *Iglo*	28	0,5	B
Suppengemüse mit Gemüsebrühe, TK, *Iglo*	121	11	F
Suppengrün, frisch	24	0,3	V
Suppenmaultaschen, *Bürger*	240	8,5	K
Suppenterrine, *Maggi*, i.D.	47	0,6	K
Surspeck	315	28	F
Süsette (Cyclamat)	0	0	
Süße flüssig, *Natreen*, 8 Tropfen	0	0	
Süße Tabletten, *Natreen*, 1 St.	0	0	
Süße zum Streuen, *Natreen*, 1 TL	2	0	
Süßkraft fest, *Schneekoppe*	37	0	
Süßkraft flüssig, *Schneekoppe*	1	0	
Süßmost, 0,2 l, i.D.	160	0	
Swiss Yogurt, *Emmi*, i.D.	104	2,5	EK
Swiss Yogurtdrink, *Emmi*, i.D.	80	2,5	EK
Tabasco, 1 TL	0	0	

Lebensmittel (verzehrbarer Anteil)	Kilokalorien kcal	Fett g	Nährwert
Taccos, *Chio*	485	25	FK
Tacitos Tortilla-Chips, *Lorenz*	485	25	FK
Tafeltrauben	68	0,3	M
Tafelwasser	0	0	
Tagliatelle, *Hilcona*, 1 Port.	340	2,1	K
Tagliatelle Frumento duro, gekühlt, *Buitoni*	276	2	K
Tagliatelle Wildlachs, TK, *Frosta*	112	5,1	EK
Taleggio, *Galbani*	294	25	EF
Talg, Hammel-	747	81,3	F
Talg, Rinder-	896	99,5	F
Tamarillo	56	0,8	V
Tamarillo, 1 St., 80 g	45	0,6	V
Tamarinde, 25 g	60	0,1	BK
Tangerine	45	0,2	V
Tangerine, 1 St., 50 g	23	0,1	V
Tapiokastärke, 1 EL	52	+	K
Taro, Wasserbrotwurzel	100	0,2	B
Tatar, Rindfleisch	112	3	E
Tee	0	0	M
Teegrog, 0,2 l	133	0	K
Teelikör, 35 %, 2 cl	57	0,1	
Teepunsch, 0,2 l	133	0	K
Teewurst, *Du darfst*	307	27	EF
Teewurst, fein, *Rügenwalder Mühle*	430	42	F
Teewurst, grob, *Rügenwalder Mühle*	357	33	F
Teewurst, nach Rügenwalder Art, *Du darfst*	307	27	F
Teigwaren, Eier-, gekocht (=30 g roh)	108	0,8	K
Teigwaren, Eier-, roh	360	2,8	K
Teigwaren, eifrei, gekocht (=30 g roh)	109	0,4	K
Teigwaren, eifrei, roh	362	1,2	K
Teigwaren, glutenfrei, ohne Ei, *Schär*, i.D.	353	2,5	K
Tequila, 38 %, 2 cl	38	0	
Texas-Pfanne, *Buss*	97	2,5	BE
Thai-Suppe, feurige, *Kattus*	34	1,6	K
Thai-Suppe Bangkok, *Buss*	34	1,4	F
Thunfisch, frisch	226	15,5	EF
Thunfisch, naturell, Dose, *Abba*	110	1	E
Thunfisch in Öl	283	20,9	EF
Thunfischpaste, *Abba*, 10 g	49	4,8	F
Thunfischsteaks in Knoblauchöl, TK, *Bofrost*	230	16,5	EF
Thüringer Blutwurst	425	36	EF
Thymian, 1 EL	5	0,1	
Tic Tac, *Ferrero*, 1 St.	2	0	
Tiefseehummer	81	1,9	E
Tiger Saucen, Erdbeer, Schoko, i.D.	250	1,5	K
Tilsiter, 30 % Fett i. Tr., 20 g	54	3,4	EF
Tilsiter, 45 % Fett i. Tr., 20 g	72	5,5	EF
Tilsiter-Scheiben, 30 % Fett i. Tr., *Du darfst*	273	17	E
Tintenfisch	73	0,9	E
Tiramisu, *Zott*, 1 Becher	236	13,6	FK
Toastbrot, glutenfrei, *3 Pauly*	221	3	K
Toastwaffeln, *Lieken Urkorn*, 1 St.	210	12,6	FK

Lebensmittel (verzehrbarer Anteil)	Kilokalorien kcal	Fett g	Nährwert
Toblerone	525	29,5	FK
Toblerone Mini, 1 St.	66	3,7	FK
Toffifee, *Storck*	535	31	FK
Tofu	85	4,8	E
Tofuaufschnitt Kräuter, Bio, *Alnatura*	224	13,5	EF
Tofuaufstrich Curry-Ananas, Bio, *Zwergenwiese*	97	3,9	E
Tofuaufstrich Paprika, Bio, *Zwergenwiese*	76	4,5	E
Tofubratlinge Dinkel, Bio, *Alnatura*	253	17,4	E
Tofu-Bratwurst, *Vitaquell*	331	31	EF
Tokaji Aszu, 3-buttig, 5 cl	62	0	
Tokaji Aszu, 4-buttig, 5 cl	85	0	
Tokayer, 5 cl	76	0	
Tom Collins, (5 cl Gin), 0,2 l	193	+	K
Tomate	17	0,2	V
Tomate, 1 St., 50 g	9	0,1	V
Tomate, Dose	19	0,2	V
Tomate, getr., in Öl, *Bertolli*	451	40	F
Tomaten, passiert, *Oro di Parma*	28	0,2	V
Tomaten, stückig, *Oro di Parma*	19	0,2	V
Tomatencremesuppe, *Buss*	66	3,6	F
Tomatencremesuppe, *Erasco*	36	1,6	KV
Tomatencremesuppe, *Maggi*, 1 Port., 250 ml	74	1,3	K
Tomatenketchup, *Develey*	118	0,1	K
Tomatenketchup, *Kraft*	110	0,4	K
Tomatenketchup, 1 EL, i.D.	26	+	K
Tomatenmark, 1 EL	10	0,1	K
Tomatenmark, 3-fach konzentriert, *Oro di Parma*	106	0,6	K
Tomatenmark Tomadoro, *Thomy*	90	0,3	K
Tomaten-Reis-Topf, Mailänder, *Erasco*	56	2	K
Tomatensaft	17	0,1	V
Tomatensauce, Kinder-, Bio, *Zwergenwiese*	103	4,8	
Tomatensauce für Spaghetti Napoli, *Knorr*, 1/4 l	155	1,5	K
Tomatensauce Napoli, Bio, *Zwergenwiese*	70	3,6	
Tomatensauce Ricotta, Bio, *Alnatura*	103	7,1	F
Tomatensauce Vegetarische Bolognese, Bio, *Zwergenwiese*	66	0,9	E
Tomatensoße, gebunden, 1/4 l	154	6	F
Tomaten-Spread, Bio, *Vitam*	176	9,9	F
Tomatensuppe mit Nudeln u. Fleischklößchen, konzentr., *Knorr-Unox*, 1 Port.	132	5	
Tomatensuppe mit Reis, Meisterklasse, *Maggi*, 1 Port.	89	0,4	K
Tomatensuppe Toscana, *Knorr*, 1 Port.	89	2	K

Lebensmittel (verzehrbarer Anteil)	Kilo-kalorien kcal	Fett g	Nährwert
Tomato al Gusto Basilikum, *Knorr*, 1 Glas	118	2	K
Tonic Water, *Schweppes*	38	0	K
Topfen, mager	72	0,3	E
Topfen, mager, 1 EL	18	0,1	E
Topfen, 20 % Fett i. Tr.	109	5,1	E
Topfen, 20 % Fett i. Tr., 1 EL	27	1,3	E
Topfen, 40 % Fett i. Tr.	160	11,4	EF
Topfen, 40 % Fett i. Tr., 1 EL	40	2,9	EF
Topinambur	30	0,4	B
Toppas, *Kellogg's*, 1 Port. (45 g + 125 ml fettarme Milch), i.D.	219	4	K
Torfbeere	35	0,7	V
Tortelett, 25 g	130	7	FK
Torteletts, Vollkorn-Dinkel, Bio, *3 Pauly*	453	18	FK
Tortelli, Gorgonzola-Walnuss, *Steinhaus*	231	8,7	K
Tortelli, Steinpilz, *Steinhaus*	189	5,7	K
Tortellini in Sahnesoße, TK, *Bofrost*	219	9,9	FK
Tortelloni Carne, *Hilcona*, 1 Port.	234	3,9	EK
Tortelloni Formaggio, *Hilcona*, 1 Port.	249	4,9	K
Tortelloni Pomodoro e Mozzarella, *Hilcona*, 1 Port.	240	4,3	K
Tortelloni Ricotta e Spinaci, Bio, *Hilcona*, 1 Port.	220	5,6	K
Tortelloni Ricotta e Spinaci, gekühlt, *Buitoni*	281	8	K
Tortelloni Ricotta-Spinaci, *Hilcona*, 1 Port.	220	2,8	K
Tortelloni Tomaten-Sahne, TK, *Iglo*, 1 Port.	320	13,8	K
Tortelloni verdi Formaggio, gekühlt, *Buitoni*	305	9	K
Tortencreme, Erdbeer-Sahne, *Dr. Oetker*	388	0,1	K
Tortenguss, *Dr. Oetker*, i.D.	377	0	K
Tortenpfirsiche in Schnitten, Libbys Obstkonserven, *Nestlé*	69	0,1	K
Tortiglioni in Steinpilzsauce, TK, *Apetito*	112	4	K
Tortilla Chips, *Kattus*	498	22	FK
Tortilla Española, Mini, *Steinhaus*, 1 St.	286	18,6	K
Toskana-Bällchen, vegetarisch, Bio, *Alnatura*	284	14,7	E
Tourist, Schokolade, *Frey*	531	32	FK
Tragant, 10 g	3	0	B
Trappistenkäse, 45 % Fett i. Tr.	342	26,8	EF
Traubenkernöl, kaltgepresst, Bio, *Vitaquell*	819	91	F
Traubensaft, 0,2 l	136	+	KV
Traubensaft, frisch gepresst, 0,2 l	140	0,5	KV
Traubenzucker, 1 EL	60	0	K
Traubenzucker, 1 Täfelchen, 5 g	20	0	K

Lebensmittel (verzehrbarer Anteil)	Kilokalorien kcal	Fett g	Nährwert
Trinkbranntwein, 39 %, 2 cl, i.D.	42	*	
Trinkgenuss Orange, *Granini*	43	<0,5	KV
Trinkgenuss Tropischer Multivitamin, *Granini*	46	<0,2	KV
Trockenbeerenauslese, i.D.	98	0	
Trockeneigelb, 10 g	67	5,9	F
Trockeneiweiß, 10 g	34	+	E
Trockenhefe, 7 g	16	0,3	
Trockenobst, i.D.	255	1	BK
Trockenpflaume, entsteint	222	0,6	BK
Trockenpflaume, entsteint, 1 St.	18	+	BK
Trockenvollei, 10 g	57	4,2	EF
Tropische Früchte-Konfitüre Extra, *Du darfst*	143	0,1	K
Trüffel	70	0,5	B
Trüffelleberwurst	321	28,6	F
Trüffelpraline, 1 St.	70	4,2	FK
Truthahn, s.a. Pute			
Truthahn	157	8,5	E
Truthahnbrust, geräuchert, *Herta*	102	2	E
Truthahn-Krakauer, i.D.	166	10	F
Truthahn-Landleberwurst, grob, *Höhenrainer*	294	26	EF
Truthahnleberkäse, gebacken, fein, *Höhenrainer*	189	15	EF
Tuc Crackers, classic, *Griesson*, 1 St.	24	1,2	FK
Tuc Crackers, Sesam, *Griesson*, 1 St.	19	0,8	FK
Türkischer Honig	385	17	FK
Türkischer Honig mit Nuss	445	20	FK
Twix, *Masterfoods*, 1 St.	285	14	FK
Tzatziki-Soße, Schlemmersaucen, *Knorr*	184	16,5	F
Ü Cherry, *Überkingen-Teinach*	18	<0,1	
Überguss, Schokolade	560	34,5	FK
Überkinger aktiv, Apfel-Limette	22	<0,1	
Überkinger Sport, Grapefruit+	23	<0,1	
Underberg, 44 %, 2 cl	49	0	
Ur-Süße, Bio, *Granovita*	386	0	K
Valgrande Mozzarella, *Zott*	247	19	EF
Vanille & Sahne, *Weight Watchers*, 1 Becher	105	3,8	K
Vanilleflammeri, 1 Port.	186	6,3	FK
Vanillekipferl, Diät, *Schneekoppe*	525	31	K
Vanillekipferlteig, gebacken, *Nestlé*	503	26,8	FK
Vanillemilch, *Ramli*, 1 Pkg.	72	0,2	K
Vanillepudding mit Schokosoße, Puddis, *Campina*	97	2,1	K
Vanillequark, 0,1 % Fett, *Weight Watchers*	74	0,1	E
Vanilletraum, *Ehrmann*, i.D.	126	4	FK
Vanillinzucker, Bourbon, Bio, *Dr. Oetker*, 1 TL	19	(0)	K

Lebensmittel (verzehrbarer Anteil)	Kilokalorien kcal	Fett g	Nährwert
Vegetabile Brotaufstriche, 25 g, i.D.	55	4,5	F
Vegetabile Saucen, Bio, *Tartex*, i.D.	62	4,3	F
Vegetarische Aufschnitt-Pastete, mit Dinkel, Bio, *Tartex*	308	29,1	F
Vegetarische Leberwurst, *Granovita*	235	15	F
Vegetarische Pastete, Champignon, Bio, *Vitaquell*	214	18	F
Vegetarische Schnittpastete, wie Lyoner, Bio, *Tartex*	296	28	F
Vegetarische Streichwurst mit Preiselbeeren, *Granovita*	231	15	F
Vegetarische Wienerle, *Granovita*	363	35,5	F
Vegetarischer Brotaufstrich, Bio, *Tartex*, i.D.	218	16,4	F
Vegetarisches Chili Mexicana, Bio, *Alnatura*	63	1,5	BK
Vegetarisches Schmalztöpfle, Bio, *Tartex*, i.D.	830	90,3	F
Veilchen-Pastillen, Lakritz, *Haribo*	357	0	K
Velamint ohne Zucker, 1 St.	9	0	
Veltliner, grüner, 0,25 l	154	0	
Verlorene Eier, 1 Port., 2 St.	185	13,4	EF
Viennetta Eiscreme, *Langnese*, i.D.	255	16,5	FK
Vier-Korn-Waffeln, Bio, *Alnatura*	373	3,6	K
Vitagen, Pflanzenfett, Bio, *Vitaquell*	900	100	F
Vitalis Früchte-Müsli, *Dr. Oetker*, 1 Port. (40 g + 60 ml fettarme Milch)	156	2,8	BK
Vitalis Knusper Flakes, *Dr. Oetker*, 1 Port. (40 g + 60 ml fettarme Milch)	202	6,5	K
Vitalis Schoko-Müsli, *Dr. Oetker*, 1 Port. (40 g + 60 ml fettarme Milch)	189	6	FK
Vitamin-Flakes, *Schneekoppe*	360	0,7	KV
Vitasur original Apfelessig, *Kühne*	55	+	
Vitazell, *Vitaquell*	720	80	F
Vivil ohne Zucker, 1 St.	6	0	
Vogelbeere (Ebereschenfrucht)	85	*	MV
Vollkornbrot mit Sonnenblumenkernen	231	3,9	B
Vollkornbrot mit Sonnenblumenkernen, 1 Scheibe, 40 g	92	1,6	B
Vollkornbrötchen, 1 St., i.D.	111	0,8	BK
Vollkorn-Dinkel-Keks, *3 Pauly*	474	20	FK
Vollkorn-Dreikorn-Toast, *Lieken Urkorn*, 1 Scheibe	61	1,3	BK
Vollkornkeks	440	20	BK
Vollkorn-Knäckebrot, mit Dinkel, Bio, *Naturata*	325	1,7	BK

Lebensmittel (verzehrbarer Anteil)	Kilokalorien kcal	Fett g	Nährwert
Vollkornmürbekeks, 1 St.	20	1	F
Vollkornmüslikeks, *Bahlsen*	458	21	BK
Vollkornnnudeln, roh, Bio, *Birkel*, i.D.	342	2	EK
Vollkornreis	347	2,2	BK
Vollkorn-Schokokeks Hobbits, *Bahlsen*	490	25	BK
Vollkornschrotbrot, Roggen-, 1 Scheibe, 50 g	98	0,6	B
Vollkornwaffeln, 1 St.	33	2	FK
Vollkornzwieback, 1 St.	36	0,8	BK
Vollmilch, 3,5 % Fett, 0,25 l	160	8,8	EM
Vollmilch-Joghurt, 3,5 % Fett	61	3,5	EF
Vollmilchpulver, 1 EL	58	3,1	EF
Vollrahm, 35 % Fett	346	36	F
Vollrahm, 35 % Fett, 1 EL	35	3,6	F
Vollrohrzucker, Bio, *Alnatura*	372	0	K
Voll-Soja, *Hensel*	397	21	EF
Vorzugsmilch, 3,8 % Fett, 0,25 l	168	9,5	EM
Wacholderschnaps, 32 %, 2 cl	42	0	
Wachsbohnen	32	0,2	BV
Wachsbrechbohnen, *Bonduelle*	18	0,3	B
Wachtel	110	2,3	E
Wachtelbohnen, 60 g	200	1	E
Wackelpudding, Himbeer, *Müller*	73	0	K
Wackelpudding, Waldmeister, *Müller*	64	0	K
Waffeletten, Vollmilch, *Bahlsen*	520	29	FK
Waffelröllchen Nougat, Bio, *Alnatura*, 25 g	126	7,3	FK
Waldbeerentraum, Bio, *Voelkel*	48	0,2	V
Waldfrüchte, Fruchtaufstrich, *Du darfst*	144	0,2	K
Waldhonig	306	0	K
Waldhonig, 1 TL	31	0	K
Waller	163	11,3	EF
Walliser Roggenbrot	207	1,1	B
Walnuss	666	62	FV
Walnuss, 5 St., 20 g	133	12,4	FV
Walnuss, kandiert	471	21,9	FK
Walnussessig, *Hengstenberg*	21	0	
Walnussöl, *Vitaquell*	819	91	F
Walnussöl, 1 EL	90	10	F
Wasser	0	0	
Wasserkastanie	64	0,3	BK
Wassermelone	37	0,2	M
Wegerich, roh	25	0,4	BM
Weggli, 1 St., 30 g	82	0,6	K
Weichkäse grüner Pfeffer, 31,5 % Fett i. Tr., *Du darfst*	197	12	EF
Weichsel	53	0,5	V
Weichsel, Dose	83	0,2	K
Weichselkonfitüre, 1 TL	25	+	K
Weichselkonfitüre, kalorienarm, 1 TL	12	+	K
Weinbeeren, getr.	292	0,6	BK
Weinbergschnecke	64	0,4	E
Weinbrand, 38 %, 2 cl	48	*	

Lebensmittel (verzehrbarer Anteil)	Kilo-kalorien kcal	Fett g	Nährwert
Weinbrandbohne, 1 St.	58	0,9	K
Weinbrandkirsche, 1 St.	60	1,1	K
Weinbrand-Trüffel-Schokolade, Diät, *Schneekoppe*	527	32	FK
Weinessig, 1 EL	4	0	
Weingummi, 5 St.	69	0	K
Weinkraut Mildessa, *Hengstenberg*	17	0,1	BV
Weinkraut mit Speck, *Hengstenberg*	40	2,2	BV
Weinschorle, rot oder weiß, 0,25 l	93	0	
Weintrauben	68	0,3	K
Weißbier, 0,5 l	215	0	
Weißbrot	236	1,2	K
Weißbrot, 1 Scheibe, 30 g	71	0,4	K
Weißbrötchen, 1 St., 30 g	82	0,6	K
Weiße Bohnen, *Bonduelle*	83	0,6	B
Weiße Rübe	26	0,2	V
Weißkraut	25	0,2	BV
Weißkrautsalat mit Speck und Zwiebeln	93	7,7	B
Weißwein, deutsch, 0,25 l, i.D.	233	0	
Weißwein, deutsch, halbtrocken, 0,25 l, i.D.	183	0	
Weißwein, deutsch, trocken, 0,25 l, i.D.	150	0	
Weißweinessig, *Hengstenberg*	20	0	
Weißwurst, 1 St., 60 g	172	16,2	F
Weißwurst, Münchner Art, TK, *Bofrost*	265	24,4	F
Weißwurst, vegetarisch, *Vitaquell*, 1 St.	218	21,6	F
Weizen, ganzes Korn	306	1,8	BK
Weizen, gepufft, Bio, *Alnatura*	358	1,2	K
Weizenbier, 0,5 l	215	0	
Weizenbier, alkoholfrei, 0,5 l	130	0	
Weizenbrötchen, TK, *Coppenrath & Wiese*, 1 St.	133	1,1	BK
Weizendiät, Vollkorn, *Dr. Ritter*	371	8,5	B
Weizenflocken	313	2	BK
Weizenflocken, 1 EL	31	0,2	BK
Weizengrieß	328	1	BK
Weizenin, Weizenpuder	351	0	K
Weizenin, Weizenpuder, 1 EL	53	0	K
Weizenkeime	320	9,2	BV
Weizenkeime, 1 EL	32	0,9	BV
Weizenkeimöl, Bio, *Naturata*	884	100	F
Weizenkeimöl, kaltgepresst, *Vitaquell*	819	91	F
Weizenkleie, *Schneekoppe*	180	5	B
Weizenmehl, Type 405, Bio, *Alnatura*	335	1	K
Weizenmehl, Type 550, Bio, *Alnatura*	332	1,1	K
Weizenmehl, Type 1050, Bio, *Alnatura*	330	1,8	BK
Weizenmischbrot, 1 Scheibe, 40 g	90	0,4	BK
Weizenschrot	302	2	BK
Weizenschrotbrot	204	1	BK
Weizenschrotbrot, 1 Scheibe, 50 g	102	0,5	BK

Lebensmittel (verzehrbarer Anteil)	Kilokalorien kcal	Fett g	Nährwert
Weizenspeisekleie	178	4,7	B
Weizenspeisekleie, 1 EL	18	0,5	B
Weizenstärke	347	0,1	K
Weizenstärke, 1 TL	26	(0)	K
Weizenvollkornbrot	204	1	BK
Weizenvollkornbrot, 1 Scheibe, 50 g	102	0,5	BK
Wels	163	11,3	EF
Wermut, süß, 5 cl	78	0	
Wermut, trocken, 5 cl	63	0	
Werther's Original, Sahnebonbons, *Storck*	424	8,6	K
Werther's Original, Minis, zuckerfrei, *Storck*	289	8,8	K
Westfälische Jagdwurst, *Herta*	291	27	F
Whiskey, Bourbon, 40 %, 4 cl	115	0	
Whiskey, Malt, 43 %, 4 cl	120	0	
Whiskey, Scotch, 40 %, 4 cl	100	0	
Whisky Sour, 8 cl	174	+	
White Lady, 9 cl	172	+	
Wiener Hörnchen, Hefeteig, 1 St.	150	4,4	K
Wiener Melange, *Nestlé*, 1 Tasse	72	2,1	K
Wiener Würstchen, 1 Paar, 70 g	207	19,8	F
Wildente	227	17,2	EF
Wildfond, *Lacroix*	4	0	
Wildgans	342	31	F
Wildgeflügel, i.D.	130	4	EF
Wildlachs mit Tagliatelle, TK, *Iglo*, 1 Port.	326	6,2	EK
Wildlachs Naturfilets, TK, *Iglo*	102	2,4	E
Wildpastete, i.D.	255	17,1	EF
Wildschwein	162	9,3	E
Windbeutel, mini, TK, *Eismann*	320	24,7	FK
Winzerbrot mit Teff, glutenfrei, *3 Pauly*	213	4	K
Wirsing, Rahm-, Minis, TK, *Iglo*	63	3,3	MV
Wirsing (Wirz)	25	0,4	BV
Wirsingroulade, *Du darfst*, 1 Port.	238	10,5	EK
Wirsingtopf, *Sonnen Bassermann*	36	1,6	F
Wodka, 40 %, 2 cl	43	0	
Wok-Mix, TK, *Frosta*	26	0,3	V
Wok-Noodles, roh, *Bernbacher*	369	2,2	K
Woksauce chinesisch süßsauer, *Uncle Ben's*	153	2,5	K
Wolfsbarsch	112	3,5	E
Wölkchen Schoko-Haselnuss, *Dr. Oetker*, 1 Becher	178	8,4	FK
Wölkchen Vanille, *Dr. Oetker*, 1 Becher	164	7,8	FK
Wölkchen Vanille, Diät, *Dr. Oetker*, 1 Becher	135	7,8	FK
Wollmispel	40	0,2	V
Wollwurst	272	25	F
Worcestershiresauce	88	0,3	K
Worcestershiresauce, 1 Würzdosis	2	(0)	K
Würfelzucker, 1 St., 5 g	20	0	K

Lebensmittel (verzehrbarer Anteil)	Kilokalorien kcal	Fett g	Nährwert
Wurst, Würstchen, s.a. einzelne Sorten			
Wurstbrät	285	27	F
Würstchen, Dose, i.D.	306	28,3	F
Würstchen, saftig, *Du darfst*	191	15	EF
Würstchen Dörffler Stramme Jungs, *Herta*, 1 St.	178	16	F
Würstchen Große Dörffler, *Herta*, 1 St.	203	19	F
Würstchen Kleine Dörffler, *Herta*, 1 St.	118	11	F
Wurzelwerk, frisch	24	0,3	MV
Würz-Hefeextrakt, *Vitam*	217	0,5	
Würzpaste Toscana, Bio, *Alnatura*	360	33,8	F
Würzsauce Magic Asia, *Maggi*	119	0	K
Würzspinat, Minis, TK, *Iglo*	79	6,2	FV
Xylit, 10 g	24	0	
Yakult Original, 1 Port.	48	<0,1	K
Yakult light, 1 Port.	27	<0,1	K
Yamsknolle	99	0,1	B
Yamsmehl	339	1,7	BK
Yamswurzel	101	0,1	B
Yes, Cacao, *Nestlé*, 1 Riegel	157	9,6	FK
Yes, Caramel, *Nestlé*, 1 Riegel	156	8,9	FK
YoFruit, Erdbeer, 3,5 % Fett, *Frischli*	103	2,8	FK
Yofu, natur, Bio, *Alpro Soja*	59	2,7	E
Yofu, Pfirsich, *Alpro Soja*	79	2,2	EK
Yoghurt-Gums, *Katjes*	320	0,4	K
Yogurette, *Ferrero*, 1 St.	72	4,5	FK
Zander	83	0,7	E
Zartbittercreme, Bio, *Alnatura*	524	37,6	FK
Zellernuss	647	61	FV
Zibärtli, 42 %, 2 cl	42	0	
Ziegenfleisch, i.D.	149	7,9	EF
Ziegengouda, Bio, *Alnatura*	377	31	EF
Ziegenkäse, Schnittkäse, 48 % Fett i. Tr., 20 g	66	5,4	EF
Ziegenkäse, Weichkäse, 45 % Fett i. Tr.	280	21,8	EF
Ziegenmilch	69	3,9	EF
Zigeuner-Salat	50	0	K
Zigeunersauce, *Kühne*	100	1	K
Zigeunertopf, *Buss*	104	3	EK
Zimtplätzchenteig, gebacken, *Nestlé*	494	24,3	FK
Zimtsterne, *Bahlsen*	487	26	FK
Zitronat	292	0,4	K
Zitrone, 1 St., 80 g	29	0,5	V
Zitronenessig, 1 EL	4	0	
Zitronenkuchen, BM, *Dr. Oetker*, 1 St.	205	9,3	FK
Zitronen-Limettenkuchen, BM, *Aurora*	379	17,8	FK
Zitronensaft, 1 EL	4	+	V
Zitronensaft, 1 TL	2	+	V
Zitronen-Sahne-Rolle, TK, *Coppenrath & Wiese*	273	14,6	FK
Zitronenschale, gerieben, Finesse, *Dr. Oetker*, 10 g	25	(0)	K

Lebensmittel (verzehrbarer Anteil)	Kilokalorien kcal	Fett g	Nährwert
Zitronensorbet, *Schöller*, 1 Port.	94	0	K
Zitronenstängli Selection, Bio, *Alnatura*	477	19,8	K
Zottarella, *Zott*	247	19	EF
Zottarella leicht, *Zott*	157	8,5	E
Zottarella Minis Classic, *Zott*, 1 Becher	371	28,5	EF
Zucchini	19	0,4	MV
Zucchini, gegrillt, in Öl, *Bertolli*	350	37	F
Zucker, s.a. einzelne Sorten			
Zucker	400	0	K
Zucker, 1 EL	60	0	K
Zucker, 1 TL	30	0	K
Zuckeraustauschstoff	400	0	K
Zuckerdekor, *Schwartau*, i.D.	392	0,1	K
Zuckergurken, Konserve	80	0,1	
Zuckerguss, classic, *Schwartau*	349	0	K
Zuckerl, 1 St.	20	0	K
Zuckermais	86	1,2	B
Zuckermelone	54	0,1	MV
Zuckerrübensirup, Bio, *Heirler*	265	0,1	K
Zuckerstreusel, bunt, *Schwartau*	427	6,5	K
Zuckerwatte, 1 Port.	226	0	K
Zukrinet	0	0	
Zunge, geräuchert, Aufschnitt	385	28	F
Zupfkuchen, russischer, BM, *Dr. Oetker*, 1 St.	504	29,9	FK
Zwetschge	49	0,2	V
Zwetschgenknödel, TK, *Iglo*	207	5,1	K
Zwetschgenmus, 1 TL	24	+	K
Zwetschgenwasser, 40 %, 2 cl	48	0	
Zwieback, *Brandt*	394	6	K
Zwieback, *Brandt*, 1 St.	35	0,5	K
Zwieback, Diät, *Brandt*	415	7	K
Zwieback, Dinkel, Bio, *Alnatura*	380	6,4	K
Zwieback, Vollkorn, *Brandt*	362	6	BK
Zwieback, Vollkorn, *Brandt*, 1 St.	33	0,5	BK
Zwieback, Weizenschrot-, 1 St.	36	0,8	BK
Zwiebel	28	0,3	M
Zwiebel, getr.	198	0,9	B
Zwiebelhackbraten, *Du darfst*, 1 Port.	333	10,5	E
Zwiebelkuchen, Hefeteig vom Blech, 1 St.	210	10	FK
Zwiebeln, gegrillt, in Öl, *Bertolli*	350	37	F
Zwiebelschmalz, Bio, *Alnatura*	726	75,8	F
Zwiebelschmelz, Bio, *Zwergenwiese*	813	86,8	F
Zwiebelsoße, *Maggi*, 1 Port., 60 ml	25	1,1	F
Zwiebelsuppe, *Knorr*, 1 Port.	70	2	FK
Zwiebelsuppe, Meisterklasse, *Maggi*, 1 Port.	49	1,2	FK
Zwiebelwurst	266	23,3	F

Essen außer Haus

In diesem Tabellenteil finden Sie Kalorien- und Fettangaben zu selbst gekochten Gerichten sowie zu fertig zubereiteten Speisen, süßen und herzhaften Snacks sowie Getränken, die Sie in Gaststätten, Bäckereien und Fast-Food-Restaurants erhalten.

WICHTIG

Wenn nicht anders angegeben, beziehen sich die Werte jeweils auf eine Portion, wie sie in üblichen Kochbüchern berechnet wird.

Mithilfe dieser Tabelle können Sie in etwa kalkulieren, wie viele Kalorien und wie viel Fett Sie essen, wenn Sie dies nicht über die einzelnen Zutaten eines Gerichtes präzise ausrechnen können. Dieser Tabellenteil dient nur als Orientierungshilfe. Jeder kocht anders, sodass hier nur Durchschnittswerte angegeben werden können. Gleiches gilt für die Portionsgröße, auch diese unterscheidet sich natürlich von Koch zu Koch.

Die Nährwertangaben von Fertiggerichten für die Zubereitung zu Hause finden Sie im vorderen Tabellenteil ab Seite 22.

BITTE BEACHTEN SIE

Auf den folgenden Seiten stehen nur Zirka-Angaben der Kalorien- und Fettwerte. In der Kantine, im Restaurant oder bei Freunden generell lieber weniger essen, wenn Sie abnehmen möchten!

A
B

Werte ohne zusätzlichen Hinweis beziehen sich auf 100 Gramm verzehrbaren Anteil

Lebensmittel (verzehrbarer Anteil)	Kilo-kalorien kcal	Fett g	Nährwert
Amaretti-Quark-Creme, 1 Port.	480	30	FK
Amerikaner, *Kamps*, 1 St.	452	10,6	FK
Antipasti, 1 Port.	650	48	F
Apfel-Birnen-Tarte, 1 St.	180	9	FK
Apfelkuchen, gedeckt, 1 St.	258	8,6	FK
Apfelstrudel, Strudelteig, 1 St.	361	15,6	FK
Apfeltasche, heiße, *McDonald's*, 1 St.	210	11	FK
Apple Fries, *Burger King*, 1 Port.	29	0	
Arme Ritter mit Zimtzucker, 1 Port.	645	29,9	FK
Auberginen, mariniert, 1 Port.	153	15,1	F
Austernpilzcreme-suppe, 1 Port.	120	9	F
Austernpilze, gegrillt, 1 Port.	207	20,3	F
Avocadohälfte, mit Krabben gefüllt, 1 Port.	190	14	F
Backfisch XXL, heißer, *Nordsee*, 1 Port.	583	24	F
Backfisch-Baguette, *Nordsee*, 1 St.	444	18,7	FK
Bacon & Egg McMuffin, *McDonald's*, 1 St.	315	15	FK
Bagel, *Burger King*, 1 St.	252	5,4	K
Bagel Bacon & Egg, *Burger King*, 1 St.	449	20,3	FK
Baguettebrötchen mit Gouda, 1 St.	333	18,4	FK
Baguettebrötchen mit Salami, 1 St.	369	22	FK
Baisertörtchen mit Erdbeeren, 1 Port.	290	12	FK
Baked Potato, mit 2 EL saurer Sahne, 1 St., 200 g	195	5,2	FK
Bami Goreng, 1 Port.	447	8,3	F
Bandnudeln mit Gorgonzolasauce, 1 Port.	788	45,4	FK
Barbecue-Sauce, *McDonald's*, 1 Port.	40	0	K
Basmatireis, Beilage, 1 Port.	215	0,3	K
Bauernfrühstück, 1 Port.	590	21,7	FK
Bauernomelette, 1 Port.	450	23	EF
Bauernsalat, griechischer, 1 Port.	509	45	F
Baumkuchen, 1 St.	360	15	FK
Bayerische Creme, 1 Port.	352	24,2	FK
Beef-Mini-Sub, *Subway*, 1 Port., 10 cm	203	2,8	EK
Beef-Sandwich, *Subway*, 1 Port., 15 cm	306	4,2	EK
Bienenstich, gefüllter, 1 St.	590	41,8	FK
Big King, *Burger King*, 1 St.	543	33,6	EF
Big King XXL, *Burger King*, 1 St.	971	62,2	F

Lebensmittel (verzehrbarer Anteil)	Kilo-kalorien kcal	Fett g	Nährwert
Big Mac, *McDonald's*, 1 St.	495	25	FK
Big Tasty Bacon, *McDonald's*, 1 St.	905	55	F
Biskuitroulade mit Konfitüre, 1 St.	163	3,5	K
Bismarck-Baguette, *Nordsee*, 1 St.	283	10,3	EK
Blätterteig-Käse-Wähe, 1 Port.	895	67	FK
Blattspinat, gedünstet, 1 Port.	120	2	MV
Blumenkohl-Broccoli-Salat, 1 Port.	260	13	BF
Bockwurst, mit Brötchen und Senf, 1 Port.	456	31,1	FK
Boeuf Stroganoff, 1 Port.	556	42	FK
Bohnen, grüne, mit Speck, 1 Port.	219	11,9	FV
Bohnen-Rindfleisch-Salat, 1 Port.	450	27	EF
Bohnen-Tomaten-Gemüse, 1 Port.	146	9	BF
Bollito misto con salsa verde, 1 Port.	1050	72,5	EF
Bouillonkartoffeln, 1 Port.	207	2,7	BK
Brathähnchen, 1/2	421	23,2	EF
Brathähnchen, mit Pommes frites, 1/2	815	42,1	EF
Brathering mit Bratkartoffeln, 1 Port.	637	40	F
Bratkartoffeln mit Butterschmalz, 1 Port.	275	15,1	FK
Bratkartoffeln mit Speck, 1 Port.	337	19,9	FK
Bratwurst (Kalb), 1 St., 150 g, i.D.	399	37,5	F
Bratwurst (Schwein), 1 St., 150 g, i.D.	447	43,2	F
Bremer, *Nordsee*, 1 St.	342	6,9	EK
Broccoli, gedünstet, mit Mandelblättchen, 1 Port.	174	14,1	FV
Brötchen mit Butter, 1/2 St.	79	4,4	FK
Brötchen mit Butter und Gouda, 45 % Fett i. Tr., 1/2 St.	147	10	FK
Brötchen mit Butter und Honig, 1/2 St.	118	4,4	FK
Brötchen mit gekochtem Schinken, 1/2 St.	79	1,4	K
Brötchen mit Lachsschinken, 1/2 St.	64	1,2	K
Brötchen mit magerer Leberwurst, 1/2 St.	105	5,5	FK
Brotsuppe, 1 Port.	290	10	K
Brownie, Hot, *Burger King*, 1 Port.	456	30,9	FK
Bruschetta, 1 Port.	309	24,4	F
Buchteln, 1 St.	235	12	FK
Bulette, gebraten, 1 Port.	345	25,7	EF
Bündner Fleisch, 1 Port., 75 g	198	8	EF
Butter, Hotelpkg., 20 g	151	16,6	F
Butterbrot, 1 Scheibe	127	4,6	FK
Buttercremetorte, Schokoladen-, 1 St.	373	22,1	FK
Butterkuchen, 1 St.	209	10	FK

Lebensmittel (verzehrbarer Anteil)	Kilo-kalorien kcal	Fett g	Nährwert
Caesar Salat Crispy Chicken, mit Caesardressing, *McDonald's*, 1 Port.	345	18	EF
Café au lait, mit 2 St. Zucker, 1 Tasse	75	1,8	K
Café au lait, ohne Zucker, 1 Tasse	34	1,8	
Calzone, 1 Port., 1/2 St.	1240	80,3	FK
Camembert, gebacken, mit Preiselbeeren und Toast, 1 Port.	638	38	F
Cannelloni mit Fleischfüllung, 1 Port.	693	34,2	FK
Cappuccino, *McDonald's*, 0,2 l	50	4	F
Carpaccio, 1 Port.	258	18,9	EF
Carpaccio mit Parmesan und Baguette, 1 Port.	413	19,7	EF
Cevapcici, 1 Port.	478	30,3	EF
Champignonschnitzel, 1 Port.	419	25,6	EF
Champignon-Speck-Quiche, 1 St.	360	28	F
Cheeseburger, *Burger King*, 1 St.	316	14,4	FK
Cheeseburger, *McDonald's*, 1 St.	300	13	FK
Chicken McNuggets, *McDonald's*, 6 St.	250	13	F
Chicken Wings, *Burger King*, 6 St.	380	23,6	FK
Chickenburger, *McDonald's*, 1 St.	315	11	EF
Chicken-Fajita-Sandwich, *Subway*, 1 Port., 15 cm	371	10,3	EK
Chicken-Teriyaki-Salat, ohne Dressing, *Subway*, 1 Port.	136	2,5	E
Chicken-Teriyaki-Sandwich, *Subway*, 1 Port., 15 cm	321	4,3	EK
Chicoréesalat mit Essig und Öl, 1 Port.	76	6,2	MV
Chili Cheese Nuggets, *Burger King*, 6 St.	366	20,4	F
Chili con carne, 1 Port.	445	21	F
Chinaröllchen, 1 Port.	224	12	F
Chinesische Suppe, 1 Port.	288	15,8	F
Chinesisches Rindfleisch, 1 Port.	390	27	EF
Chocolate Chips Cookie, *Subway*, 1 St.	214	10,3	FK
Ciabattabrötchen mit Salami, 1 St.	324	17,8	FK
Ciabattabrötchen mit Thunfisch, 1 St.	363	16,5	FK
Clubsandwich	935	65	FK
Cordon bleu, 1 Port.	547	26,2	EF
Country Burger, *Burger King*, 1 St.	519	25,4	FK
Country McGriddles, *McDonald's*, 1 Port.	510	28	FK
Crêpe, 1 St.	267	14,2	FK
Crêpe Suzette, 1 St.	341	16	FK
Crispy Chicken, *Burger King*, 1 St.	495	30,2	F
Crostini alla napoletana, 1 Port.	378	27,9	FK

Lebensmittel (verzehrbarer Anteil)	Kilo-kalorien kcal	Fett g	Nährwert
Currysuppe mit Kokos, 1 Port.	260	19	F
Currywurst mit Curryketchup und Brötchen, 1 Port.	624	45,8	FK
Dampfnudeln mit Vanillesoße, 1 Port.	770	20	FK
Delight Salat, mit Balsamicodressing, *Burger King*, 1 Port.	105	4,1	
Döner Kebap, 1 Port.	620	37	FK
Donut, Schoko-, *Burger King*, 1 St.	334	6,4	FK
Donut, Vanille-, *Burger King*, 1 St.	326	1	FK
Dorsch in Senfsoße, 1 Port.	74	2	E
Double Cheeseburger, *Burger King*, 1 St.	463	25,4	FK
Double Whopper, *Burger King*, 1 St.	833	51,3	FK
Dressing, Balsamico, *McDonald's*, 1 Port.	25	1	
Dressing, Caesar, *McDonald's*, 1 Port.	45	2	
Eclair mit Cremefüllung, 1 St.	284	16,6	FK
Eichblattsalat mit Käsecroûtons, 1 Port.	150	7	BF
Eier im Glas, 2 St.	168	12	F
Eierpfannkuchen, 1 St.	210	8	FK
Eiersalat mit Kapernsauce, 1 Port.	281	19,1	F
Eierspätzle, 1 Port.	485	14	FK
Eierstich, 1 Port.	69	4,8	F
Eisbergsalat mit Essig und Öl, 1 Port.	148	15,2	MV
Eiskaffee, 200 ml	235	20	K

Lebensmittel (verzehrbarer Anteil)	Kilo-kalorien kcal	Fett g	Nährwert
Elsässer Flammkuchen, 1 Port.	323	8,3	K
Endiviensalat mit Essig und Öl, 1 Port.	120	4	MV
Entenbrustfilet mit Sauce, 1 Port.	602	47,3	EF
Entrecôtes, 1 Port.	640	52	F
Erbsengemüse, 1 Port.	176	5,8	BF
Erbsensuppe, gelbe, 1 Port.	171	14,5	BF
Erbsensuppe mit Nudeln, 1 Portion	360	18	F
Erdbeerkuchen (Mürbeteig), 1 St.	210	10	FK
Erdbeerkuchen (Rührteig), 1 St.	240	13	FK
Erdbeer-Sahne-Schnitte, 1 St.	264	20	FK
Erdbeertörtchen mit Sahnetupfen, 1 St.	376	22,1	FK
Feldsalat mit Vinaigrette und Speck, 1 Port.	133	12,9	F
Fenchel, mariniert, 1 Port.	79	1	MV
Fenchel, mit Gorgonzola gratiniert, 1 Port.	420	37,9	F
Fenchel-Apfel-Salat, 1 Port.	120	3	BV
Fenchelgemüse, 1 Port.	100	3	MV
Filet-o-Fish, *McDonald's*, 1 Port.	345	15	F
Filetsteak mit Kräuterbutter, 1 Port.	432	33,9	EF
Fischauflauf, 1 Port.	740	43	EF

Lebensmittel (verzehrbarer Anteil)	Kilokalorien kcal	Fett g	Nährwert
Fischfilet, Kabeljau, paniert, gebraten, 1 Port.	421	17,7	F
Fischfilet, Seelachs, paniert, gebraten, 1 Port.	430	18,1	F
Fischsuppe, 1 Port.	201	9	F
Fischsuppe, mit Garnelen und Baguette, *Nordsee*, 1 Port.	627	16,9	E
Fish & Chips, mit 4 St. Backfisch, *Nordsee*, 1 Port.	508	18,1	FK
Flädlesuppe, 1 Port.	117	7,2	F
Fleischbrühe, 1 Port.	30	2	F
Fleischkäse, warm, 1 Port.	378	34,4	F
Fleischpflanzerl, 1 Port.	345	25,7	EF
Forelle blau, 1 Port.	341	10,1	E
Forellen in Weißwein, 1 Port.	373	21,4	EF
Forellencremesuppe, 1 Port.	220	13	EF
Frankfurter Kranz, 1 St.	446	23,5	FK
French Toast, 1 Port.	253	7	K
Frikadelle, gebraten, 1 Port.	345	25,7	EF
Frittata ai funghi, 1 Port.	386	33,4	F
Frittatensuppe, 1 Port.	117	7,2	F
Früchtestrudel, 1 St.	120	6	FK
Fruchtsalat mit Zabaione, 1 Port.	160	6	F
Fruchttüte, *McDonald's*, 1 Port.	45	0	V
Frühlingsrolle, 150 g	411	17	FK
Frühstücks-Wrap, *McDonald's*, 1 St.	405	26	FK

Lebensmittel (verzehrbarer Anteil)	Kilokalorien kcal	Fett g	Nährwert
Fruit & Yogurt, *McDonald's*, 1 Port.	165	3	KV
Fusilli mit Spinat und Sahnesauce, 1 Port.	810	45	F
Gans mit Rotkohl und Klößen, 1 Port.	1390	85	FK
Garnelen in Senfsahne, 1 Port.	387	20,9	EF
Garnelen-Box, *Nordsee*, 1 Port.	582	32,9	F
Gartensalat, mit Balsamicodressing, *McDonald's*, 1 Port.	35	1	MV
Gazpacho, 1 Port.	175	15,8	FV
Geflügellebercreme, 1 Port.	337	29,1	F
Geflügelsalat mit Kiwis, 1 Port.	330	10	E
Gefüllte Weinblätter, 5 St.	372	24	FK
Gemüse, mariniert, 1 Port.	211	15,6	F
Gemüseeintopf mit Hackfleisch, 1 Port.	528	33,4	BF
Gemüsepizza, 1 Port.	810	41	FK
Gemüsesalat mit Crème fraîche, 1 Port.	230	19	FV
Gemüsesuppe, 1 Port.	70	4	FM
Gerstenkaffee, 1 Tasse	4	0	
Gewürzkuchen, 1 St.	176	12,9	FK
Gnocchi, überbacken, 1 Port.	472	25,5	FK
Griechischer Bauernsalat, 1 Port.	509	45	FM
Grillhähnchen, 1/2	260	20	EF
Grissini, 1 St.	35	1	K
Grünkernfrikadelle, 1 St.	105	4,8	B

Lebensmittel (verzehrbarer Anteil)	Kilo-kalorien kcal	Fett g	Nährwert
Grünkohl, gedünstet, 1 Port.	87	6,2	BV
Guglhupf, 1 St.	360	22	FK
Gulasch, Rind-, ungarisch, 1 Port.	412	15,2	EF
Gulaschsuppe, 1 Port.	290	16,2	EF
Gurkensalat, mit Dill-Sahne-Dressing, 1 Port.	93	8,7	FV
Gurkensuppe mit Shrimps, 1 Port.	270	14	FV
Gyros mit Pommes und Tsatsiki, 1 Port.	789	50	FK
Hackbraten mit Sahnesauce, 1 Port.	706	53,7	EF
Hackfleischsoße mit Makkaroni, 1 Port.	488	17	FK
Hackklößchensuppe, 1 Port.	365	12	F
Hähnchen, gegrillt, 1/2 St.	260	20	EF
Hähnchenbrust in Senfpanade, 1 Port.	670	29	EF
Hamburger, *Burger King*, 1 St.	274	11,1	FK
Hamburger, *McDonald's*, 1 St.	255	9	FK
Hamburger Royal TS, *McDonald's*, 1 St.	515	29	F
Ham-Sandwich, *Subway*, 1 Port., 15 cm	297	5,1	K
Hasenragout mit Sauce, 1 Port.	558	28	EF
Hasenrückenfilets, 1 St.	110	2	E
Hefezopf, 1 Scheibe	165	6,9	FK
Heidelbeer-Pie, 1 St.	400	20	FK
Heilbutt, gegrillt, 1 Port.	320	10	EF
Heringssalat, mit Kartoffeln, roten Beten und Äpfeln, 1 Port.	514	36,1	F
Himbeercreme, 1 Port.	400	23	FK
Himbeeren auf Biskuit, 1 St.	160	7	FK
Himbeer-Sahnetorte, 1 St.	300	14	FK
Hirschgulasch mit Pilzen, 1 Port.	600	34	EF
Hirschsteak, mariniert, 1 Port.	105	1	E
Hirsenudeln mit Sahne-Gemüse-Sauce, 1 Port.	535	19	FK
Hirtensalat, 1 Port.	180	14	F
Hot Dog, 1 Port.	328	17,3	F
Hühnerfrikassee, 1 Port.	366	19	F
Hühner-Reis-Salat, 1 Port.	550	27	EF
Hummerkrabben, 1 Port.	210	10	EF
Indischer Salat mit Reis und Hühnerfleisch, 1 Port.	260	8	EF
Irish Coffee, 200 ml	314	21,8	FK
Italian-BMT-Sandwich, *Subway*, 1 Port., 15 cm	451	20,2	FK
Jägerschnitzel, 1 Port.	475	17	F
Kabeljau, paniert, 1 Port.	421	17,7	EF
Kaffee mit 1 EL Kondensmilch, 1 Tasse	25	1,4	
Kaffee mit 1 EL Kondensmilch und 2 St. Zucker, 1 Tasse	77	1,4	K

Lebensmittel (verzehrbarer Anteil)	Kilokalorien kcal	Fett g	Nährwert
Kaiserschmarrn, 1 Port.	701	26,8	FK
Kalbfleisch in Weißwein, 1 Port.	365	24,7	EF
Kalbsgeschnetzeltes, 1 Port.	480	18	F
Kalbshaxe, geschmort, 1 Port.	544	30,8	EF
Kalbsleber mit Äpfeln und Zwiebeln, 1 Port.	314	11,9	EF
Kalbsrollbraten, gefüllt, 1 Port.	683	56,3	F
Kalbsschnitzel, natur, gebraten, 1 St., 150 g	254	4,7	E
Kalbsschnitzel, paniert, gebraten, 1 St., 125 g	480	21	EF
Kalbszunge mit weißer Sauce, 1 Port.	390	26	F
Kaninchenkeule, 1 Port.	480	23	EF
Karotten, glasiert, 1 Port.	77	4,4	KV
Karpfen, blau, 1 Port.	335	15,4	EF
Karpfen, gebacken, 1 Port.	600	21	EF
Kartoffelbrei, hausgemacht, 1 Port.	190	7,5	K
Kartoffelgratin mit Käse, 1 Port.	481	30,2	FK
Kartoffelkroketten, hausgemacht, 1 Port.	214	10	F
Kartoffeln, gebacken, mit saurer Sahne, 1 Port.	533	16,8	KM
Kartoffelsalat mit Brühe, 1 Port.	320	14	K
Kartoffelsalat mit Mayonnaise, 1 Port.	502	36,2	FK
Kartoffelsuppe mit Wurst, 1 Port.	360	19	F
Käsebrot, (1 Scheibe Roggenmischbrot mit 10 g Butter und 1 Scheibe Gouda)	250	15,4	FK
Käsekuchen, 1 St.	450	28	FK
Käse-Makkaroni-Auflauf, 1 Port.	568	26	FK
Käsenudeln, 1 Port.	460	17	FK
Käsesahnetorte, 1 St.	299	9,3	FK
Käsespätzle, 1 Port.	681	30,7	FK
Kasseler Rippenspeer mit Sauerkraut, 1 Port.	560	24	F
King Sundae mit Schokosauce, *Burger King*, 1 Port.	231	6,6	FK
Kirschmichel, 1 Port.	640	15	K
Knoblauchbrot, geröstet, 1 Port.	309	24,4	FK
Königsberger Klopse mit Soße, 1 Port.	706	53,3	F
Königskuchen, 1 St.	266	14,2	FK
Kopenhagener Schnecken, 1 St.	330	17	FK
Kopfsalat, mit Essig-Öl-Marinade, 1 Port.	149	15,2	MV
Krabbensalat, 1 Port.	240	9	EF
Kraftbrühe mit Markklößchen, 1 Port.	240	9	EF
Krautsalat mit Speckmarinade, 1 Port.	218	18,1	FV
Krautwickel, 1 Port.	380	24	F
Lachs in Tomatencreme, 1 Port.	411	28,2	EF

Lebensmittel (verzehrbarer Anteil)	Kilo-kalorien kcal	Fett g	Nährwert
Lachsforelle im Salzmantel, 1 Port.	260	7	EF
Lahmacun (türkische Pizza), 1 St.	284	5,8	EK
Lammhack mit Joghurt, 1 Port.	500	32	EF
Lammkeule, 1 Port.	640	48	EF
Lammkoteletts, mariniert, 1 Port.	1031	97,9	EF
Lasagne mit Hackfleisch und Pilzen, 1 Port.	819	44,8	FK
Leberkäse, warm, 1 Port.	378	34,4	F
Leberknödelsuppe, 1 Port.	227	9,7	FK
Lebkuchenherz, 1 St.	62	2	FK
Leipziger Allerlei, 1 Port.	200	3	BV
Linseneintopf mit Pilzen und Speck, 1 Port.	447	17,4	F
Linsensalat, 1 Port.	330	13	BF
Linzer Torte, 1 St.	368	24	FK
Maccheroni alla bolognese, 1 Port.	488	17	FK
Marillenknödel mit Semmelbrösel, 1 Port.	620	17	K
Marmorkuchen, 1 St.	257	14,2	FK
Mascarponecreme, 1 Port.	403	35,1	F
Matjes-Baguette, *Nordsee*, 1 St.	275	9,1	EK
Matjessalat, 1 Port.	496	33,7	EF
McCroissant, *McDonald's*, 1 St.	285	15	FK
McFlurry Smarties, *McDonald's*, 1 Port.	415	14	FK
McRib, *McDonald's*, 1 St.	495	23	FK
McToast Schinken-Käse, *McDonald's*, 1 Port.	180	7	K
Meeresfrüchtesalat, 1 Port.	283	18	EF
Melone mit Schinken, 1 Port.	134	3,8	EV
Milchkakao, 0,2 l	261	7,2	K
Milchreis mit Beeren, 1 Port.	575	10	K
Milchshake, *Burger King*, 1 Port., medium, i.D.	310	6	K
Minestrone, 1 Port.	118	1	BM
Mohn-Nudeln, 1 Port.	800	40	FK
Mohn-Quarkkuchen, 1 St.	450	25	FK
Möhrengemüse, glasiertes, 1 Port.	77	4,4	KV
Mokka-Mandeltorte, 1 St.	360	25	FK
Moussaka, 1 Port.	1190	81,1	F
Mousse au chocolat, 1 Port.	243	15,3	FK
Mozzarella mit Tomaten, 1 Port.	379	34,9	EF
Mozzarella-Ciabatta, *Nordsee*, 1 St.	330	10,8	K
Muffin, Blaubeer-, *Burger King*, 1 St.	398	21,1	FK
Muffin, Double Chocolate, *Burger King*, 1 St.	442	27,4	FK
Nasi Goreng, 1 Port.	470	25	F
Nockerl mit Gorgonzola, 1 Port.	860	52	FK

Lebensmittel (verzehrbarer Anteil)	Kilo-kalorien kcal	Fett g	Nährwert
Nudelauflauf mit Fleischsauce, 1 Port.	632	26,6	FK
Nudeln mit Gorgonzolasauce, 1 Port.	788	45,4	FK
Nudelsalat mit Gemüse und Mayonnaise, 1 Port.	598	40,6	FK
Nudelsalat mit Vinaigrette, 1 Port.	200	5	K
Nussecken, 1 St.	290	17	FK
Nusshörnchen, 1 St.	230	8	FK
Nusstorte mit Zitronencreme, 1 St.	332	21	FK
Oatmeal and Raisins Cookie, *Subway*, 1 St.	206	8,2	FK
Obstkuchen (Biskuitteig), 1 St.	160	7	FK
Obstkuchen (Hefeteig), 1 St.	240	13	FK
Obstkuchen (Mürbeteig), 1 St.	450	18	FK
Obstkuchen (Rührteig), 1 St.	260	11	FK
Obstsahnetorte, 1 St.	360	16	FK
Obstsalat, 1 Port.	91	0,7	V
Ochsenauge, 1 St.	120	2	K
Ofenkartoffel mit Kräuterquark, 1 Port.	156	1,3	BK
Omelett mit Kräutern und Pilzen, 1 Port.	404	32,9	F
Omelette von 1 Ei	130	10,9	F
Onion Rings, *Burger King*, 6 St.	268	12,3	FK
Orangen-Fenchel-Salat, 1 Port.	128	10,2	MV
Ossobuco, 1 Port.	544	30,8	EF
Paella, 1 Port.	901	29,7	F

Lebensmittel (verzehrbarer Anteil)	Kilo-kalorien kcal	Fett g	Nährwert
Palatschinken, gefüllt, 1 St.	570	19	FK
Panna cotta mit Karamellsauce, 1 Port.	448	38,3	FK
Paprikaschnitzel, 1 Port.	360	20	FK
Paprikaschote, gefüllt, in Tomatensauce, 1 Port.	442	25,1	BF
Pekingente, 1 Port.	790	57	FK
Penne all'arrabbiata, 1 Port.	510	13,1	K
Pfannkuchen, 1 Port.	243	11,4	FK
Pflaumenkuchen, 1 St.	190	6	FK
Pilzrahmsuppe, 1 Port.	160	10	F
Pilzsalat, 1 Port.	256	26,7	BF
Pizza Margherita, 1 Port.	811	41,3	FK
Pizza Napoli, 1 Port.	831	41,8	FK
Plunderhörnchen, gefüllt, 1 St.	290	17	FK
Pommes frites, *Burger King*, 1 kleine Port.	204	9,5	FK
Prinzregententorte, 1 St.	568	28,8	FK
Puddingbrezel, *Kamps*, 1 St.	574	26,3	FK
Putenbrust mit Soße, 1 Port.	380	13	EF
Putengeschnetzeltes mit Curry und Banane, 1 Port.	319	12,8	EF
Putenschnitzel, gebraten, 1 Port.	208	4,7	E
Quark-Kirschkuchen, 1 St.	480	22	FK

L M N O P Q

Lebensmittel (verzehrbarer Anteil)	Kilo-kalorien kcal	Fett g	Nährwert
Quarknockerl mit Kompott, 1 Port.	270	5	K
Quiche Lorraine, 1 St.	529	41	FK
Radicchiosalat, 1 Port.	110	5	FV
Ratatouille, 1 Port.	171	13,3	FV
Räucherlachs-Wrap, *Nordsee*, 1 St.	325	19	F
Ravioli mit Salbeibutter, 1 Port.	703	39,9	FK
Rehgeschnetzeltes, 1 Port.	230	10	EF
Rehrücken (Kuchen), 1 St.	239	15,7	FK
Reibekuchen, 1 Port.	343	17	FK
Reissalat mit Erbsen und Schinken, 1 Port.	428	14,3	EK
Rhabarberkuchen (Mürbeteig), 1 St.	290	12	FK
Riesengarnelen mit Currysauce, 1 Port.	305	21	EF
Rinderfilet in Kräuterkruste, 1 Port.	810	68	EF
Rindergulasch, ungarisch, 1 Port.	412	15,2	EF
Rinderroulade in Sauce, 1 Port.	465	31,4	EF
Rinderschmorbraten mit Rotweinsauce, 1 Port.	535	18,4	E
Rindfleischcurry, 1 Port.	310	14	EF
Rindfleischsuppe mit Croûtons, 1 Port.	70	2	F
Risotto Mailänder Art, 1 Port.	706	32,2	FK

Lebensmittel (verzehrbarer Anteil)	Kilo-kalorien kcal	Fett g	Nährwert
Roastbeef mit Kräutersauce, 1 Port.	380	27	EF
Rosinenschnecke, *Kamps*, 1 St.	662	24	FK
Rostbratwurst mit Senf und Brötchen, 1 Port.	609	45	FK
Rotbarschfilet mit Sauce, 1 Port.	570	40	EF
Rote Grütze mit Vanillesauce, 1 Port.	247	9,2	FK
Rote-Bete-Salat mit Essig, 1 Port.	30	0	B
Rüeblitorte, 1 St.	337	14,5	FK
Rumpsteak mit Zwiebeln, 1 Port.	367	20,4	EF
Sachertorte, 1 St.	285	15,4	FK
Salat Crispy Chicken, mit Joghurtdressing, *Burger King*, 1 Port.	449	31,9	E
Salat niçoise, 1 Port.	256	15,8	FM
Salatschale mit Kräuter-Vinaigrette, *Burger King*, 1 Port.	27	0,3	
Salzkartoffeln, 1 Port.	143	0,2	MV
Sardinen, mariniert, 1 Port.	402	21,1	EF
Schaschlik, 1 Spieß	320	12	F
Schellfisch in Senfsauce, 1 Port.	480	22	EF
Schillerlocke, Gebäck, gefüllt, 1 St.	260	20	FK
Schinkenbrot, 1 St.	210	11	F
Schmarren mit Kirschkompott, 1 Port.	450	14	FK

Lebensmittel (verzehrbarer Anteil)	Kilo-kalorien kcal	Fett g	Nährwert
Schnecken mit Butter, 1 Port.	245	22	F
Schokocroissant, *Kamps*, 1 St.	320	18	FK
Schokoladentorte, 1 St.	480	33	FK
Schwarzwälder Kirschtorte, 1 St.	334	17,4	FK
Schweinebraten mit Kruste, 1 Port.	480	22,3	EF
Schweinefilet in Zwiebel-Sahne-Sauce, 1 Port.	500	34,1	EF
Schweinegulasch, 1 Port.	750	32	F
Schweinekotelett, natur, gebraten, 1 Port., 150 g	470	32,8	EF
Schweinekotelett, paniert, gebraten, 1 Port., 150 g	684	41,7	EF
Schweinelende in Sauce, 1 Port.	570	41	EF
Schweineschnitzel, natur, gebraten, 1 Port., 150 g	431	27,9	EF
Schweineschnitzel, paniert, gebraten, 1 Port., 150 g	628	36,8	EF
Schweinshaxe, Bayerisch, 1 Port.	600	49	EF
Seelachs, gebacken, mit Kartoffelsalat und Remoulade, *Nordsee*, 1 Port.	792	52	EF
Seelachs, gratiniert, *Nordsee*, 1 Port.	574	34,7	EF
Seelachs-Ei-Baguette, *Nordsee*, 1 St.	298	12,7	EK
Seelachssuppe, 1 Port.	290	8	EF
Seezungenfilet in Weißweinsauce, 1 Port.	370	24,6	EF
Selleriesalat mit Nusssauce, 1 Port.	260	15	BF
Semmelknödel mit Pilzragout, 1 Port.	686	51,4	FK
Shrimpscocktail, 1 Port.	325	26,6	EF
Spaghetti alla carbonara, 1 Port.	682	31,5	FK
Spaghetti Bolognese, 1 Port.	496	18,5	FK
Spaghetti mit Tomatensoße, 1 Port.	381	7,3	FK
Spare Ribs, 1 Port.	785	56	EF
Spargelquiche, 1 St.	810	51	FK
Spätzle mit Gemüse, 1 Port.	450	16	BF
Spinat-Quark-Torte, 1 St.	540	21	FK
Spitzbuben, 1 St.	94	4,7	FK
Spritzkuchen, 1 St.	216	14,6	FK
Steinbutt, gegrillt, 1 Port.	304	11,2	E
Streuseltaler, *Kamps*, 1 St.	1233	43,2	FK
Surhaxe mit Sauerkraut, 1 Port.	1500	120	F
Sushi, Maki-Roll, i.D.	188	4	E
Sushi, Nigiri, i.D.	284	11	E
Sushi-Box California, *Nordsee*, 6 St.	156	2,6	EK

Lebensmittel (verzehrbarer Anteil)	Kilo-kalorien kcal	Fett g	Nährwert
Tagliatelle mit Scampi und Sahnesauce, 1 Port.	873	40	FK
Tee mit 1 EL Milch, 1 Tasse	10	0,5	M
Tee mit 1 TL Zitronensaft, 1 Tasse	5	0	M
Tee mit 1 TL Zucker, 1 Tasse	20	0	K
Teigwaren, Beilage, 1 Port. (= 60 g roh)	217	0,7	K
Teigwaren, Hauptgericht, 1 Port. (= 100 g roh)	362	1,2	K
Thunfisch, geschmort, 1 Port.	711	51	EF
Thunfischsalat mit weißen Bohnen, 1 Port.	236	12,2	EF
Tintenfischringe, frittiert, 1 Port.	426	23,5	EF
Tintenfischsalat, 1 Port.	110	1	E
Tiramisu, 1 Port.	561	36,9	FK
Toast Hawaii	257	14,8	F
Tomatensalat mit Balsamicodressing, 1 Port.	79	6,3	MV
Tomatensuppe mit Knoblauchcroûtons, 1 Port.	358	26,8	FV
Topfenstrudel, 1 Port.	360	17	FK
Tortellini mit Butter und Parmesan, 1 Port.	547	29,2	FK
Trinkschokolade, 0,2 l	261	7,2	FK
Tsatsiki, 1 Port.	242	21,1	F
Tuna-Sandwich, *Subway*, 1 Port., 15 cm	426	17,4	FK
Vanillecreme, 1 Port.	190	10	FK
Vanillekipferl, 1 St.	64	4,1	FK
Veggie-Delite-Sandwich, *Subway*, 1 Port., 15 cm	237	2,8	K
Vinaigrette, 1 Port.	139	15	F
Vollkornpizza, 1 St.	240	15	BF
Waldorfsalat, 1 Port.	339	31,2	FV
Walnusstorte, 1 St.	480	33	FK
Weincreme, 1 Port.	300	16	FK
Weißkrautsalat mit Speck, 1 Port.	218	18,1	BF
Weißwürste mit süßem Senf, 2 St.	501	46,5	F
Whopper, *Burger King*, 1 St.	610	34,9	FK
Wiener Schnitzel, 1 Port., 150 g	602	33,2	EF
Wikinger, *Nordsee*, 1 St.	576	23,5	EF
Wildkaninchenkeulen, 1 Port.	500	33	EF
Wildragout mit Sahnesauce, 1 Port.	670	31	EF
Wildschweinrücken, geschmort, 1 Port.	450	15	EF
Windbeutel, 1 St.	213	16,5	FK
Wirsing in Sahnesauce, 1 Port.	143	10,6	BF
Wuppi, Schoko, *Kamps*, 1 St.	351	12,3	FK
Wurstsalat, Schweizer, 1 Port.	919	81,1	EF
Zabaione, 1 Port.	165	7	FK
Zürcher Geschnetzeltes, 1 Port.	580	39	EF
Zwiebelkuchen, 1 St.	181	10,8	FK
Zwiebelsuppe, französische, 1 Port.	318	17	F

Zum Nachschlagen

Bücher, die weiterhelfen

Betz, A.: Die richtige Ernährung bei Bluthochdruck, Übergewicht, Diabetes, Gicht, Cholesterin, Gräfe und Unzer Verlag

Biesalski, H.-K., Grimm, P.: Taschenatlas Ernährung, Thieme Verlag

Bohlmann, F.: Quickfinder 5 Kilo weg, Gräfe und Unzer Verlag

Das Teubner Food-Lexikon: Von Artischocke bis Zucchiniblüte, Gräfe und Unzer Verlag

Der Brockhaus Ernährung: Gesund essen, bewusst leben, Brockhaus Verlag

Der Große Klever: Kalorien & Nährwerte, Gräfe und Unzer Verlag

Despeghel, Dr. M.: Ran an den Bauch. Das Ernährungsprogramm, Gräfe und Unzer Verlag

Elmadfa, Prof. Dr. I./Aign, W./Muskat, Prof. Dr. E./Fritzsche, D.: Die große GU Nährwert-Kalorien-Tabelle, Gräfe und Unzer Verlag

Elmadfa, Prof. Dr. I./Aign, W./Fritzsche, D.: Nährwerte-Kompass, Gräfe und Unzer Verlag

Fritzsche, D.: Diabetes, Gräfe und Unzer Verlag

Fritzsche, D.: Nahrungsmittel-Intoleranzen, Gräfe und Unzer Verlag

Funfack, Dr. med. W.: Metabolic Balance. Das Stoffwechselprogramm, Südwest Verlag

Grillparzer, M.: Die neue GLYX-Diät, Gräfe und Unzer Verlag

Grillparzer, M.: Fatburner. So einfach schmilzt das Fett weg, Gräfe und Unzer Verlag

Grillparzer, M.: GLYX-Kompass, Gräfe und Unzer Verlag

Lützner, Dr. med. H.: Wie neugeboren durch Fasten, Gräfe und Unzer Verlag

Lützner, Dr. med. H./Million, H.: Richtig essen nach dem Fasten, Gräfe und Unzer Verlag

Pape, D./Schwarz, R./Gillessen, H./Trunz-Carlisi, E.: Schlank im Schlaf: Die revolutionäre Formel, Gräfe und Unzer Verlag

Pospisil, E.: GU Kompass Cholesterin, Gräfe und Unzer Verlag

Pudel, Prof. Dr. V.: Die 50 besten Abnehmtricks: Schlank mit Köpfchen, Trias Verlag

Riedl, Dr. med. M.: 300 Fragen zum Diabetes, Gräfe und Unzer Verlag

Sautter, N.: Wellcook: Essen Sie sich satt, schlank und gesund, Zabert Sandmann Verlag

Schusdziarra, V./Hausmann, M.: Satt essen und abnehmen, mmi Verlag

Strunz, U.: Die neue Diät: Fit und schlank durch Metabolic Power, Heyne Verlag

Suter, P.: Checkliste Ernährung, Thieme Verlag

Weight Watchers: Der 4 Wochen Power Plan, Gräfe und Unzer Verlag

Impressum

Aktualisierte Neuausgabe

Bearbeitung: Katrin Klever-Schubert, Alexandra Endres
Projektleitung: Sarah Fischer
Gestaltung: independent Medien-Design GmbH, Horst Moser, München
Fotos: Cover: Marcel Weber; U4: Stockfood
Herstellung: Markus Plötz
Satz: Reemers Publishing Services, Krefeld
Druck und Bindung: Ludwig Auer GmbH, Donauwörth

ISBN 978-3-8338-1990-2

2. Auflage 2011

GRÄFE UND UNZER

Ein Unternehmen der
GANSKE VERLAGSGRUPPE